李可老中醫救命八法

題 記

我問的每一個疑難病，
恩師都會給我一個明確的治療方案，
最後加上幾句病機分析，
寥寥數語，簡明扼要，有如醍醐灌頂！

漢古中醫　陳長青博士

前 言

　　作者經由十多年的教學和二十多年的臨床實踐，對李老的學術思想進行了深入研究和總結。透過對李老破格救心、救胃保命、攻癌奪命、攻下承氣、扶正托透、扶正通泄、引火歸原、培元固本八法的提煉，使得初學者對李老的學術思想和經驗能夠更加清晰明瞭，並便於其掌握和使用，也使得李老的學術思想能在更廣泛的疑難疾病上起到觸類旁通、舉一反三的作用。本書具有很高的學術價值，是李可古中醫學派的又一力作。

　　閱讀提示：

　　1. 舌印、腮印和甲印是已故著名老中醫孫秉嚴的臨床經驗。舌印指舌痕，腮印指腮痕。＋～＋＋＋＋ 表示舌印、腮印由少到多的程度。舌印（－），腮印（－）表示沒有舌印或腮印。甲印是指甲床的白色部分，用0～10表示多少。例如，舌印（＋），腮印（－），甲印（3個）。

　　2. 為保證李老處方的真實完整，處方中炮甲珠、麝香等名稱仍然保留，在臨床實際應用中請注意使用替代品。

李可老中醫救命八法

自 序

　　一篇《破格救心湯救治心衰》論文，一次三天四夜的長談，改變了我的一生。從此，中醫從我的一份職業，變成了我終生追求的事業。

　　那是公元二〇〇〇年九月，早已過了而立之年的我，終於踏進了夢寐以求的廣州中醫藥大學，跟隨著名傷寒學者、糖尿病專家熊曼琪教授攻讀碩士研究生。

　　入學後，恰逢教研室準備召開第六次全國仲景學術研討會，我們新入學的研究生負責校對經導師們修改過的會議徵文。機緣巧合之下，一篇《破格救心湯救治心衰》的會議投稿被分到我的手上進行校對、謄抄。

　　那時投稿都是用鋼筆謄寫在方格稿紙上的，當我看到稿紙上到處布滿用紅筆打下的大ＸＸ，覺得很納悶，也很好奇，越是打Ｘ的地方，讀得越仔細；越讀越激動，論文中所治療的瀕臨死亡的病例，聞所未聞！所使用的超乎尋常的附子劑量，簡直駭人聽聞！

　　中醫真的能讓人起死回生？

　　當我一口氣讀完文稿後，真是心潮澎湃，激動萬分！

　　這一輩子，真正讓我刻骨銘心激動過的時刻只有兩回。

第一次是1982年高考放榜時，看到我的分數超過了大學錄取分數線；第二次就是2000年讀完李可老中醫所寫之《破格救心湯救治心衰》一文。

當年的我也讀過一些名老中醫醫案，也曾四處求學，先後在重慶市中醫院（重慶市中醫研究院）、廣州中醫藥大學第一附屬醫院、中國中醫科學院西苑醫院進修學習近兩年時間；還曾到民間拜訪過一些老中醫，但何曾見到過真能起死回生的中醫？在迷茫中，我終於看到了一絲光明！

當時看到的中醫師，別說是治療心衰，就是治療常見的咳嗽、發熱，開了中藥之後，大多數也要開些西藥，不然心裡就沒底。而李老論文中記載的病例都是奄奄一息，甚至是死馬當活馬醫的病人，一劑破格救心湯居然能挽救垂危生命於頃刻！其人是何方神聖？又為何能有如此功夫？

我一心期盼著早點召開學術會議，好早日見到這位有神奇功夫的中醫！

11月，南粵大地迎來了一年之中最好的季節，風和日麗，氣候涼爽，紫荊花、三角梅……百花齊放，爭奇鬥艷，全國仲景學術思想研討會終於召開。

我們學生負責會議的服務工作，借此機會，我很快找到了文章的作者。他是一位面容清癯、鶴髮童顏的老人，精神矍鑠、健步如風；在厚厚的眼鏡片後面，他的目光總是投向遠方，若有所思。

趁著會議的間隙，我迫不及待地找到老人家搭訕，可能是我的求知慾打動了他，老人家答應我會議結束時可到他住

自　序

宿的房間聊聊。

　　這一聊不打緊，我和同室好友蔣東旭一起，與李可老中醫整整聊了三天四夜！

　　在三元里的校園裡，在珠江邊的石凳上，在大排檔的餐桌旁，我的筆記本上記滿了我從事中醫臨床13年以來積累的無數疑難，我問的每一個疑難疾病，李老都會給我一個明確的治療方案，最後不忘加上幾句病機分析，寥寥數語，簡明扼要，有如醍醐灌頂！

　　我當即決定，待學期結束，即赴山西靈石拜師學藝。自此，與李可老中醫結下了改變我一生命運的師生情緣！

　　當年春節過後，大年初二，我便告別妻兒，奔赴靈石，侍診恩師左右。此後，我亦利用寒暑假期和工作間隙跟師學習，無數次往返晉、粵兩地。

　　倏忽之間，已到2008年，為使恩師的學術思想和臨床經驗發揚光大，為復興古中醫的偉大事業，我同恩師的弟子阮永隊、孔樂凱、呂英、李建西、戚沁園等一道自掏腰包、自籌經費，在東莞市塘廈醫院共同舉辦了首屆李可老中醫學術思想研討會暨第一屆中醫急危重症疑難病研討班。會議共有三百餘人參加，反響熱烈，李老的學術思想自此得以廣為傳播。此後，我們也成立了李可學術傳承基地，李老高興地親自為我們揭牌和題詞，囑咐我們「立大志、受大苦、成大業」「中醫復興，捨我其誰」「人民兒女，菩薩心腸，英雄肝膽，霹靂手段」，這也是李老本人一生的真實寫照。

　　至2013年初恩師仙逝，我追隨他老人家整整13年。恩

師生前即兩次來信催促我著書寫作，並於 2007 年親手交給我三百多個他老人家的醫案手稿，奈何我修為尚淺，以當年的體會和實踐經驗，實在不敢妄自闡釋恩師的學術思想。

　　自 2010 年起，我和恩師弟子戚沁園博士等人共同創立漢古中醫，開醫館，建學堂，設立研究院；一邊潛心臨床、踐行恩師經驗；一邊重學內經，重溫傷寒，再學彭子益圓運動的古中醫理論，體會恩師學術精髓；又歷時近十年，始敢動筆，將恩師攻克疑難、扶危救亡之常用大法分門列出，詳盡分析每一治法的病機要點，指明適用範圍，以期切實提高中醫臨床療效。

　　雖明知必有不妥之處，但每每想到恩師的囑托，就不敢稍有怠惰，勉力為之；還望同道不吝賜教，以期不辜負恩師遺志，共擔復興中醫之大任！

　　在本書完稿付印之際，我要對漢古中醫李可學堂之所有同學表達衷心的感謝！正是在這十多年的教學相長過程中，你們促使我對李可學術思想深入思考和不斷總結。我還要特別感謝楊曼純醫生補充完善了扶正通泄法。

目　錄

總　論

李可老中醫生平 …………………………………… 12
李可老中醫兩大貢獻 ……………………………… 15
李可老中醫核心學術思想 ………………………… 20

各　論

破格救心法 ………………………………………… 28
救胃保命法 ………………………………………… 56
攻癌奪命法 ………………………………………… 64
攻下承氣法 ………………………………………… 80
扶正托透法 ………………………………………… 94
扶正通泄法 ………………………………………… 128
引火歸原法 ………………………………………… 143
培元固本法 ………………………………………… 177

李可老中醫救命八法

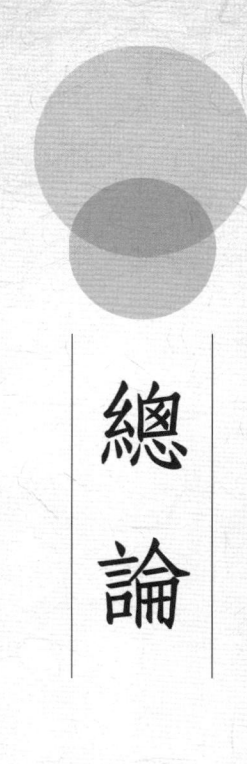

總論

李可老中醫生平

　　李老一生大部分時間都奔波於靈石缺醫少藥的農村地區。靈石地處西北黃土高原，地形溝壑縱橫，山多地少，當地人大多相當貧困，一旦患病，面臨的一是無錢醫治，二是路途遙遠，往往只能望醫院而興嘆，非到了危及生命之時不敢延請醫生。所以一旦病發，往往就是九死一生，因為來不及救治而失去生命的人屢見不鮮，李老對此異常心痛，常嘆人間慘事莫過於此。為瞭解決這些病人的疾苦，他苦練針灸，收集民間簡便靈驗的治法、單方、秘方、驗方，力求使病人少花錢而治大病。

　　學醫行醫，我們素來知道病人不會照著書本生病，這些求醫者的病種非常龐雜，內、外、婦、兒都有。而且這些病人往往既窮且病，非常可憐。李老常說推出去於心不忍，接下來又恐難以勝任。生怕所學不夠，但又不忍心把病人推走，便只好現學現賣，急用先學。

　　他常常白天診病，夜晚挑燈讀書，翻檢資料，讀書明理，辨識病機，以尋找有效的治法來解決燃眉之急。李老常笑談自己是被「逼」上急救攻關之路的，如同水滸好漢般被逼上了「梁山」。

　　李老一生所學甚雜，內、外、婦、兒、五官各科均有涉

獵。自從進入醫門，常為破解一道醫學難題弄得焦頭爛額，廢寢忘食。正是這樣特殊的年代，特殊的患者群體，以及身處逆境發憤苦鬥的毅力，才鍛鍊造就了李可老中醫這種博採眾長、善救危症的特殊能力。

李老一生行醫，他的內心始終充滿了一種精神力量，他自己曾以十六字概括之：「人民兒女，菩薩心腸；英雄肝膽，霹靂手段。」

所謂「人民兒女」，是說我們要把病人當作自己的親人、父母、兒女一樣看待，如孫思邈《大醫精誠》裡面講的「若有疾厄來求救者，不得問其貴賤貧富，長幼妍蚩，怨親善友，華夷愚智，普同一等，皆如至親之想」。

這是一種全心全意為病人服務的精神。要有這種胸懷，醫者才能視病人如親人，才能夠不為己計，不辭艱險，一心赴救，才是真正的菩薩心腸。

然而，光有菩薩心腸是解決不了問題的。若病人已生命垂危，家屬慌作一團，這個時候為醫者必須要冷靜，沒有「英雄肝膽」，不敢上陣救人，最終也是空懷絕技。李老常說危急關頭，醫者必須要敢於上陣，像士兵一樣端起槍，要敢於衝鋒。

對於醫者，用藥的水準如同士兵的槍法，需得穩、準、狠的「霹靂手段」方可；若病重藥輕，有如隔靴搔癢，是無法攻克重病的。

李老為救危亡殫精竭慮，探索仲聖六經八綱，辨證論治的理、法、方、藥，並借鑒後世的成功經驗，收集了大量的

針灸救急藥方。他還自針穴位，親身來體驗這些針灸療法的感應。非但如此，他還親嘗毒藥，研究速效的解毒諸法，並參與中毒的急救以積累經驗。李老常與吾輩弟子講：想用好毒藥，必須要有親身的體驗。

因此，作為醫者，既要有大慈惻隱之心，又要有敢上戰場、不計毀譽的英雄氣概，更要有能夠起死回生、力挽狂瀾於既倒的霹靂手段，才稱得上是真正的人民兒女，才是真正的菩薩心腸。「人民兒女，菩薩心腸；英雄肝膽，霹靂手段！」這正是李可老中醫一輩子行醫的真實寫照。

李可老中醫兩大貢獻

一、李老第一大貢獻——「回歸古中醫」

李老曾一度因破格的附子用量被眾人歸為「火神派」，然其最不願人家稱他是「火神派」。

他常言，醫學的目的是救人性命，病人不但有陽虛，也會有陰虛，我們用藥不只用附子，也用石膏；不只用人參，也用大黃。為破除誤解，他在第一屆李可學術思想研討會上就明確提出，我們叫「古中醫學派」。遵從彭子益先生倡導的圓運動的古中醫學，因此，我們將李老的學術思想流派定義為「古中醫學派」。

醫學其實最終是沒有所謂的門派之分的，它唯一的目的是治病救人，即使是中醫和西醫也不應有別，大家只是研究問題的角度不同，解決問題的手段不同而已，絕不能贊成一派而否定另一派，不能流派之間互相詆毀，中西醫之間不能互相攻擊。

隨著對李老學術思想理解的深入，就會看到他在實踐中是怎樣摒棄流派的局限，熔寒溫於一爐、匯通中西醫理論來為臨床服務，為提高療效服務的。

李老在晚年階段，特別推崇彭子益的《圓運動的古中醫

學》，並稱之為「中醫第五經典」。李老認為古中醫學是「攻克世界醫學難題的一把金鑰匙」。而他自身對中醫界的一大貢獻就是讓我們重新回歸了古中醫。

中醫經過百年的洗禮，西化嚴重，所以迫切需要回歸古中醫。大家會問：究竟什麼才是古中醫？與西方醫學的分水嶺又在哪裡？其實答案便是認識上的差異，認識論是截然不同的。

古中醫認為人與宇宙的立足點是天人合一的生命宇宙整體觀，即「天人合一」觀，亦是我們的生命宇宙觀。世界是一個大宇宙，人就是一個小宇宙。人最早的生命是天地大氣所生，並與天地大氣在千變萬化中和諧一致，這便是「天人合一」。

彭子益認為「凡病都是本氣之病」，中氣是後天之本，是生命的支柱。五臟六腑的臟腑之氣，即十二經的經氣都圍繞中氣軸心而旋轉升降。中氣的升降，就帶動了十二經經氣的旋轉，我們的生命運動就能夠不停息地進行。當升則升，當降則降，便是無病的狀態。一旦中氣受損，升降乖亂，便成病。

彭子益在《圓運動的古中醫學》中講到，中氣升降源源不斷地供應五臟，給生命以活力。火可以生土，假使脾胃自病，若本藥治療無效就要「益火之源以生土」。先天陽氣屬火，命門之火叫「陽根」，陽根一拔，生命完結。李老認為彭子益這個理論就是古中醫理論的核心。

但是由於中醫在傳承過程中發生了多次的斷層，使這份寶貴的遺產連同古中醫的傳統都陷入瀕臨滅絕的境地。那怎樣才能使我們的醫魂國魂歸來，重振雄風，再創輝煌，實現偉人毛澤東講的「中國的中醫要為世界人民的健康首先作出貢獻」的

遺願？李老認為只有一條路可行，就是要學習彭子益的遺著《圓運動的古中醫學》。

近兩個世紀以來，鄭欽安開創的「火神派」為先聖繼絕學，衝破迷霧，撥亂反正，引導古中醫學回歸經典正路。雖然李老未將自己歸為火神派，但其對火神派亦推崇備至，包括他破格重用附子及對扶陽方法的掌握多源於此，可以說火神派為我們回歸古中醫又打開了一條臨床之路。而《圓運動的古中醫學》的問世，是在更高層次上繼承易醫大道，讓古中醫學成為一個系統的醫學科學。將「火神派」與《圓運動的古中醫學》的理論有機結合，李老堅信這將使古中醫無敵於天下。

關於古中醫學的概念，彭子益在書中講道：「古中醫學，人身與宇宙，同一大氣的物質勢力圓運動之學也。」在跟隨李老學習實踐的過程中，我亦對此多有體會與理解，故而總結出：古中醫學是中華先賢在「天人合一」的認識論指導下，運用「取象比類」的方法論，將天地（自然界）之元氣、陰陽、五行、六氣等週期性圓運動規律類比於人體、藥物和食物，用以闡明人體生理功能、病理變化，以及藥物、食物之功效，譬如天有四時五行、人有五臟六腑、藥有四氣五味等；並以此指導預防、診斷和治療疾病，以及促進健康長壽的實驗、系統醫學。

這裡面用到了「實驗」和「系統」兩個詞。當年李老贈予我彭子益《圓運動的古中醫學》的書稿複印本，初稿書名即為《實驗系統醫學》，該書前後共寫了十幾稿，而《圓運動的古中醫學》則是最後一稿。由此可見，「實驗」和「系統」兩個詞用來描述中醫是非常深刻、恰當的。

首先醫學是實驗科學，但並不是說完全沒有理論指導。這就是為什麼中藥或西藥都要進行大量的臨床試驗。《神農本草經》記載了：「神農嘗百草，一日而遇七十毒。」李老及我們眾徒皆是親嘗毒藥，親驗針灸。西藥的多期動物、人體臨床試驗亦是如此。

因為人體的生命現象太過複雜，我們現代人所掌握的理論還不足以解釋某些現象，所以必須透過試驗才能篩選出適合人體的藥物。因此，從本質上講，醫學即是經驗。並非像物理、化學這些學科，透過理論指導，透過實驗室的模擬，就能達到預想的結果。中醫也同樣實踐了幾千年，它是一個實驗醫學。

同時我們中醫還有一個獨特之處，即它是一個系統醫學。我們講的天人合一，實際上就是一個龐大的系統，錢學森老先生把它總結為「開放的複雜巨系統」。人體是一個開放的複雜巨系統，不是一個單系統。

以上，乃我對古中醫學理念的些許理解與拙見，在我們學習和運用理、法、方、藥時都可以貫穿這個思想，用這個理論來加以解讀。

二、李老第二大貢獻──發明破格救心湯

李老第二個偉大貢獻就是發明了破格救心湯。他滿懷濟世活人之「菩薩心腸」，反覆實踐，艱辛探索。在 20 世紀 60 年代初，一農婦誤將 3 劑四逆湯當成 1 劑服下而起死回生。這一機緣巧合，啟發李老撥雲見日，終於找到「霹靂手段」，

發明了偉大的破格救心湯，可救生死於頃刻。

這一舉使中醫摘掉自仲景之後戴了一千八百餘年的「慢郎中」帽子！重新讓中醫在急症的救治方面佔據了一席之地。又經過五十多年的不斷摸索和拓展，在破格救心湯的基礎上逐漸形成了破格救心法。一切疾病一旦出現了陽虛的苗頭，就可以用破格救心的平劑救其於萌芽。破格救心法，成為一切疾病在陽亡欲脫的緊要關頭起死回生的利器。

除此之外，李老還獨闖新路，獨創「攻毒承氣湯」等二十餘方，用於救治心衰危症、急腹症及疑難重症，大獲成功。其晚年集五十餘年經驗，著成《李可老中醫急危重症疑難病經驗專輯》《論人體陽氣與疾病》，並多方蒐集，出版彭子益遺著《圓運動的古中醫學》，使得古中醫學重現輝煌！

李可老中醫核心學術思想

一、「凡病皆本氣之病」

李老繼承了彭子益《圓運動的古中醫學》的學術思想，認為本氣就是與生俱來、稟受於父母的先天腎氣（即元氣和元陽）與後天的胃氣（即吸收的水穀精氣和吸入的天之清氣），共同構成的渾元一氣，也稱為中氣或本氣，是我們人體最根本的生命動力。

腎氣和胃氣是我們生命的兩個根本。如果這兩個根本飄搖不穩，生命就危如累卵。凡病都是本氣之病，本氣強則不容易生病。

二、「有胃氣則生，無胃氣則死」

這是《黃帝內經》中的一個重要觀點。李老在臨床上充分認識到久病、難症痼疾、重危急症必須先救胃氣，保得一分胃氣，便有一分生機。如果見病治病，不顧兩本，妄用苦寒攻伐，那就是我們醫生的罪過。胃氣一傷，非但不能運化飲食，而且不能運化和運載藥力。

在臨床上，存在比較難把握的兩點：

一是在初用苦寒攻下的藥後，效果顯著，以致易形成「路徑依賴」，不停地給病人服用，稍不留神就會用過量，傷及胃氣。

二是有一些危重症病人，毫無食慾，飲食不進，全身無力，胃氣已經敗絕。

在此關頭，究竟是先治病，還是先救胃氣？答案是肯定的，兩難之下仍要以救胃氣為先。只有等胃氣來復，才能夠運載和運化治病之藥的藥力，才能夠發揮藥效。因此，在臨床應用的過程中，需得注意對「度」和時機的把握。

李老曾反覆強調：「凡治病以顧護胃氣為第一要義。」胃氣是五臟六腑的後勤部，「運中土可以溉四旁」。保胃氣是治病的第一大法門，因為五臟皆稟氣於胃。在《傷寒論》中，張仲景發明的理中湯便是「保胃氣的第一方」。在治療一些慢性病、疑難病、急危重症的時候，將理中湯作為基底，先保胃氣，這就是理中湯能治百病的含義。

三、「救腎氣」

先天腎氣也稱「命門之火」。「火神派」的始祖鄭欽安講：「唯此一絲真陽為人生立命之本。」彭子益把腎氣稱為「陽根」，即陽氣的根底。這道真陽是我們生命的原動力。根據五行圓運動之理，火生土，我們的脾胃如釜，元陽為釜底之火。所以凡治病如果是用脾胃病的本藥沒有效果，即需速

速溫養命門之火，火旺自能生土。

人參、乾薑、白朮、炙甘草是針對脾胃虛弱、脾胃虛寒本身來用藥的。如若用藥效果不明顯，便要速速加上附子和肉桂，才能溫養命門之火。所以附桂理中湯是救腎氣、治百病的藥方。

李老亦曾強調：「五臟之傷，窮必及腎，生死關頭，救陽為急，存得一絲真陽，便有一線生機。」這便要用到破格救心湯。陽氣欲脫就不只是釜底無火，上焦的心陽也瀕臨衰竭。陽氣危亡的時候，只救腎是不夠的，還要用破格救心湯來救陽氣、振心陽。

四、「傷寒六經實是陰、陽兩經，也就是胃、脾中氣的升降而已」

一部《傷寒論》，三陰三陽病，最終歸為陰、陽兩類。陽明胃經屬土，萬物所歸，對應用承氣湯；六腑的陽氣不能下降，要用承氣湯通降陽明。太陰脾，中氣不升，脾氣不升，那就用理中湯或附子理中湯來溫陽、扶陽，來升中氣、升脾氣。傷寒六經的病、三陰三陽的病，最終均歸結到脾胃的升與降。中焦的中軸，胃和脾的升降功能恢復正常，人整體的氣機就有了生機。

前文提到，人體的本氣是先天的腎氣與後天的胃氣構成的渾元一氣。人體感受了外邪，若本氣強，則邪氣會從熱化、實化，便會得三陽病，即太陽病、少陽病、陽明病。三陽統

於陽明，故治在陽明。若本氣弱，且感受外邪，邪氣會從虛化、寒化，就會產生虛寒證，而不是實熱證，這便是三陰病。三陰統於太陰，治在太陰，即治在太陰脾。

對此，李老常提醒吾輩牢記：「陽明之燥熱永不敵太陰之寒濕。陽明的燥熱源於天氣，也就是人體的陽氣；而寒濕則源於地氣。人體的生命全依賴於陽氣，才能生生不息，一旦陽氣消失，只剩下陰氣，便是一潭死水，毫無生機，生命亦停止。所以說，陽明的燥熱永遠敵不過太陰的寒濕。故而，我們在治療三陽病、陽明病時是治療標證，需中病即止，不可過劑。汗、吐、下三法，不能過用，否則會損傷陽氣。一旦陽氣受損、耗盡，只餘陰氣，便只剩下一副軀殼罷了，生命已逝。因此，在臨床中，治療大實證、陽明腑實證，病人大便一通即須立即停藥，否則陽明實證頃刻間就可能變成太陰虛證。中氣一傷，變生不測。如果是瀉脫了中氣，立刻就會轉化為少陰亡陽的危證。」

五、「傷寒397條，只是兩大法 ： 保胃氣、救腎氣。113方只是兩方 ： 理中湯、四逆湯」

《傷寒論》397條，條條是法，但不論是陽明三急下，或是少陰三急下，始終都圍繞著保胃氣、救腎氣的基點。所以理中湯、四逆湯是基礎方案。

其中，太陽病裏條文最多，而且其誤治壞病也記載最多，救誤之法自然也最多。如果我們誤用了汗、吐、下，所損傷

的便是胃氣,所以救誤之法即是救胃氣。胃氣一傷,升降乖亂,當升者反而下陷,當降者反而上逆,五行圓運動乖亂,便成病。因此,理中湯救胃氣以復中軸,讓升降復常,四維得安,則病癒。

少陰病的階段,脈微細,但欲寐,陽氣將脫,真陽將亡。這個時候人體的陽根岌岌可危,就要用四逆湯破陰回陽,挽救生命。最後也要用到李老的破格救心湯。

六、「現代人類體質多虛,陽虛者十分之九,陰虛者百難見一。六淫之中,風寒濕為害十之八九,實熱證百分之一二」

雖然全球變暖已成為大趨勢,但實際上我們生活的小環境卻一天天地在變冷。為什麼?整日吹空調,吃冷飲,日夜顛倒,熬夜無度,身體受寒傷陽的機會也隨之大增。故而,現代人體質多以虛寒為主。所謂六淫,是指風、寒、暑、濕、燥、火這六種邪氣。

現代生活中,大部分時間我們都是吹著空調,喝著冷飲,受著風、寒、濕邪的侵害,這也直接導致了風寒濕邪證佔十之八九,實熱證卻只佔百分之一二。故而李老感慨:「地無分南北,國不論中外,全球如此。」所以,醫者在臨證時,切不可大意。需謹記:一切外感必夾內傷。

感冒傷風、鼻塞、流涕、頭痛、發熱、咳嗽等症狀,其實均有本氣不足的內傷。李老給吾輩提供了一個經驗方:麻

黃附子細辛湯加人參、烏梅、炙甘草。此方可以通治一切外感，在開表閉的同時以固本氣為主，屬於扶正托透法。臨床上，吾輩可以去廣泛實踐探索。

七、「人身各部，頭面四肢，五官九竅，五臟六腑，筋骨血脈，但凡一處陽氣不到便是病」

前面提及，現代人得病，風、寒、濕邪佔十之八九。寒濕之邪停積在體內會阻礙陽氣的運行，陽氣達不到的位置就會產生疾病，出現疼痛、腫脹，甚至麻痺麻木、活動不利、拘急、腫瘤。這一系列的症狀都由陽氣不到所致。

李老認為沉寒痼冷、頑固性的疾病，以及一切的腫瘤都與這個原因密不可分。

在治療過程中需謹記：「病之來路，即病之去路。」病邪從外部肌表，到腠理，到筋骨，到血脈，再到六腑，最後到五臟，層層深入，由外到裏，由淺入深，其來路即是去路。治療的時候需得從裏往外，層層托透，把邪氣驅趕出身體。

與此同時，還可以引申出一條原理：「一處陽氣可見，一處也是病。」

人體的陽氣是被裹藏在陰精裡面的，如果陽氣外露，是可以觀察得到的。如常見的牙痛、口瘡、痤瘡、面頰顴紅如妝，這些都是陽氣可見的表現，以及五心煩熱、手腳心燙，但是手腳背涼，也都是陽氣外露的表現。

後文中，筆者還會舉很多醫案詳細講解。我們在治療陽

氣不到或者陽氣外露的疾病時，採用的方法有所不同。陽氣不到，需要通陽、扶陽、溫陽；陽氣可見，則需要潛陽、斂陽。

八、「扶陽是真理，八法不可廢」

陽氣如同人生命中的太陽，陽強則健，陽旺則壽，陽弱則病，陽衰則危，陽亡則死。陽氣很強的人，身體會比較健康；陽氣很旺盛的人，壽命就比較長；陽氣比較弱的人，就很容易生病；若陽氣已經衰微了，病就會非常重，十分危急；如果最後陽氣亡脫了，這個人也就死了。

為什麼會出現陽氣受損的表現？正是因為有陰邪在作祟。因此，治療原則正是扶陽抑陰。扶陽是真理，此為根本大法。

扶陽的方法包括護陽、溫陽、潛陽、通陽、救陽，一刻不敢忘。治病用藥，亦需切記不可傷陽。邪氣阻隔，會導致陽氣不達、不暢、不通、不潛、不斂、不藏。為了恢復陽氣的圓運動，可採取汗、下、吐、和、溫、清、消、補八法，方可使陽氣的通路重新打開，使陽氣的圓運動重新復原，所以此八法不可偏廢。

所有的治療方法及用藥，毋論派系，均為打通陽氣的通路，使陽氣的圓運動恢復正常。這是李老時時強調的治療根本法則。李老一生為人、行醫、治學無不為人稱頌。在此僅稍加解讀，以助大家在閱讀了解救命八法前，奠定一個基本原則，便於原汁原味地理解和學習。

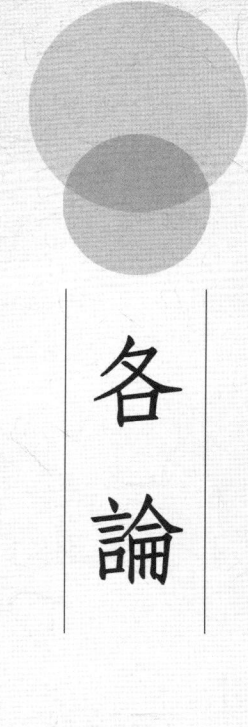

各論

破格救心法

李老「救命八法」的第一大法非破格救心法莫屬。破格救心法是李老在發明了破格救心湯以後逐漸形成的一個治療大法。李老在行醫生涯中發明了破格救心湯。

在 20 世紀 60 年代的時候，李老給一位農婦開了 3 劑四逆湯，因為正是農忙時節，農婦的兒媳因為農忙，想一次把藥都煎好，再給她婆婆吃。兒媳煎好藥以後，把藥擺在家裡，便出去忙了。

然而，待她回來給婆婆餵藥的時候，竟錯把 3 劑藥量當作 1 劑，不停地餵給婆婆。不可思議的是老太太不但沒有因藥物過量中毒，反而起死回生！李老受此案啟發，發現了中醫的一個奧義──劑量。

機緣巧合，令李老撥雲見日，尋到此「霹靂手段」，發明了偉大的破格救心湯。

這個發明一舉使中醫摘掉了自仲景之後戴了一千八百餘年的「慢郎中」帽子！讚之！嘆之！

李老曾言，在此之前他也用過四逆湯，然而那些病人卻是生死參半。在這個機緣巧合以後，他便在加重四逆湯用量的基礎上又合了張錫純的來復湯，後又經反覆試驗加味，形成了最終的破格救心湯。

此後，在李老近 50 年的行醫生涯中，他不斷地拓展破格救心湯的用法和使用範圍，逐漸形成了破格救心法。此法讓中醫大夫在一切疾病處於陽亡欲脫的緊要關頭時有了起死回生的利器；一切疾病一旦出現陽虛的苗頭，即可使用破格救心平劑，救陽氣於萌芽。

一、什麼是陽氣

在天球，太虛元氣一動，北斗依次而轉，斗柄東指，天下皆春。

《史記‧天官書》說：「斗為帝車，運於中央，臨制四鄉，分陰陽，建四時，均五行，移節度，定諸紀，皆繫於斗。」

在地球，斗柄東指時，太陽向北回歸線運動，地面上受到太陽照射的熱量增多，也就是陽氣逐漸旺盛起來，春天就到來了，萬物復甦。太陽給地球帶來了溫暖，帶來了陽氣，促大地寒來暑往，四季交替，春生夏長，秋收冬藏；隨著太陽在南北回歸線之間往來運動，花草「一歲一枯榮」，所有的生命完成自己的輪迴。

《素問‧寶命全形論》曰：「夫人生於地，懸命於天，天地合氣，命之曰人。」

因此，在人體，元氣即陽氣，由先天父母之精所化生，由後天水穀精氣和自然清氣滋養而成。

天不可一日無太陽，人不可一刻無陽氣。

人活一口氣，這口氣就是陽氣！

二、陽氣的狀態

陽氣的正常狀態：

充盈而歸位，周流而不息，潛藏而不露。

陽氣的異常狀態：

①陽氣不足：陽弱則病，陽衰則危，陽亡則死。

②陽氣不流：一處陽氣不到，一處即是病。五臟六腑、皮毛經絡、表裏內外，只要哪一個部位陽氣不能到達，那個地方就會生病。

③陽失潛藏：一處陽氣可見，一處即是病。我們常說的「上火」體質，都是下寒上熱，或裏寒外熱，或是火不歸原等陽失潛藏所引起的。

三、破格救心的「破格」究竟是破什麼格

（一）破藥物劑量的「格」

我們除了要恢復仲景用藥劑量的本來面目之外，還要突破仲景用藥劑量的範圍。沒有霹靂手段，空懷菩薩心腸，是無法救性命於頃刻，挽狂瀾於既倒的！「救陽」亦是沒有辦法做到的。

筆者曾在醫院工作過一段時間，無論是去進修，抑或是讀研，主要的精力都放在研修西醫方面。筆者記得用地高辛、阿托品搶救農藥中毒，用地高辛、毛花苷C治療心衰，可以說都是用到了「中毒劑量」。

毒與效就像是天平的兩端，存在著一個非常微妙的、平衡的點。不過，西醫的監測手段非常多樣、全面，可以佩戴心電監護儀、透過抽血分析血藥濃度，運用這些方法來控制藥物有效劑量和中毒劑量的平衡。

所以從這個角度來看，中西醫是相似的，常見病用常用量，急危重症、重大疾病則加大劑量，才有真正解決問題的可能。因此，我們不但要恢復仲景用藥的原劑量，更要突破他的劑量範圍，這既是臨床的需要，也是病情的需要，並非天方夜譚。

（二）破見病治病的「格」

到了急危重症的最後關頭，用藥已經起不到既病防變、輕病防重的效果。因此，我們必須能夠見微知著，一見心衰苗頭便立即採取「截斷扭轉」法，以防微杜漸，把心衰消除在萌芽之中，這便是破見病治病的「格」。

「截斷扭轉」法是上海著名老中醫姜春華先生在治療溫病的過程中發明的一個方法。溫病有「衛、氣、營、血」四個階段的治療原則，「到氣才可清氣，入營尤可透熱轉氣」，這些便導致我們一步一步地變成了「慢郎中」。如果我們明明知道病邪下一步要入營、要動血，而我們一直等到它入了營分、動了血分，再用清營湯，用犀角地黃湯，那便為時晚矣。

所以姜春華先生提出「截斷扭轉」，不要等已經出現了症狀、證候，出現了嚴重的併發症才開始用藥，一定要提前用藥，這便是「截斷扭轉」的核心。

李老非常認同此法。所以他在治病過程中，一旦病人出現了心衰苗頭，出現了心陽不足，馬上就要破格救心。否則心衰已成，患者九死一生，醫者焦頭爛額。這就是《素問·四氣調神大論》中所批判的「渴而穿井，斗而鑄錐，不亦晚乎」！因此，我們必須要破見病治病的「格」。

（三）只有破格，方可救心

心屬火臟，心火源於坎中之真陽，這點真陽便是我們生命的種子。彭子益《圓運動的古中醫學》中提出，如果心陽已衰，生命危急；心陽一脫，生命就終結。所以我們運用破格救心一法，目的在於救治心陽，各種疾病到了最後階段都會出現心陽虛衰的證候。

醫院住院部醫生寫死亡病歷的時候，最後都會寫到呼吸循環衰竭，病人死亡。循環衰竭就是心陽虛脫最後的表現，所以治病時時刻刻要想著救心、救陽。救心的本質就是要救回陽氣，方法就是運用李老發明的破格救心湯。

四、關於陽氣與疾病的關係

李老曾言：「沒有太陽，地球上的生命也就結束了。沒有了真陽，人也一樣不能生存，陽氣是我們生命的原動力」「陽強則健，陽旺則壽，陽弱則病，陽衰則危，陽亡則死。」

一個人的身體強不強壯、是否長壽，都跟他的陽氣旺不旺盛密切相關。陽氣一弱，就會生病；陽氣一衰，就會得重

大疾病；陽氣一亡，人的生命也就隨之結束。在治病過程中，務必要牢記此原則，治病用藥切切不可傷陽，時時刻刻不忘護陽、溫陽、養陽、通陽、救陽。因此，李老總結道：「生死關頭，救陽為急。破格救心湯的創立也是從這個思路來的。」

五、破格救心湯組成、主治功效和方解

【組成】

附子 30～200 克，乾薑 60 克，炙甘草 60 克，高麗參 10～30 克（另煎兌入），生山萸淨肉 60～120 克，生龍牡粉、活磁石粉各 30 克，麝香 0.5 克（分次沖服）。

【煎服方法】

病勢緩者，加冷水 2000 毫升，文火煮取 1000 毫升，5 次分服，2 小時 1 次，日夜連服 1～2 劑。病危急者，武火急煎，隨煎隨喝，或鼻胃管給藥，在 24 小時內，不分晝夜頻頻餵服 1～3 劑。

【功效與主治】

李老言：「本方可挽垂絕之陽，救暴脫之陰。凡內外婦兒各科危重急症，或大吐大瀉，或吐衄便血，婦女血崩，或外感寒溫、大汗不止，或久病氣血耗傷殆盡……導致的陰竭陽亡，元氣暴脫，心衰休克，生命垂危（一切心源性、中毒性、失血性休克，以及急症導致的循環衰竭），均可使用。」

【症狀】

冷汗淋漓，四肢冰冷，面色㿠白或萎黃、灰敗，唇、舌、

指甲青紫，口鼻氣冷，喘息抬肩，口開目閉，二便失禁，神志昏迷，氣息奄奄。脈象沉微遲弱，一分鐘 50 次以下，或散亂如絲，如雀啄屋漏；或脈如潮湧壺沸，數急無倫，一分鐘 120～240 次及以上。

凡心跳未停，一息尚存者，急投本方，1 小時起死回生，3 小時脫離險境，一晝夜轉危為安。

【方解】

1. 《傷寒論》四逆湯原方

甘草二兩（炙），乾薑一兩半，附子一枚（生用，去皮，破八片）。

上三味，以水三升，煮取一升二合，去滓。分溫再服。強人可大附子一枚、乾薑三兩。

2. 張錫純來復湯原方

山萸肉 60 克，生龍牡粉 30 克，生杭芍 18 克，野台參 12 克，炙甘草 6 克。

3. 藥物特點分析

（1）附子：大辛、大熱、有大毒。其性走而不守，通行十二經脈，有升無降。回陽救逆，祛寒止痛。

（2）生山萸肉：張錫純認為山萸肉「尤能收斂元氣，固澀滑脫，收澀之中，兼具條暢之性。故又通利九竅，流通血脈，斂正氣而不斂邪氣」。用之，可助附子固守已復之陽，挽五臟氣血之脫失。

李老指出此點極為重要，為古今諸家本草未曾發現之特殊功效，可適應一切心衰虛中夾瘀的證候。對冠狀動脈粥樣

硬化性心臟病（簡稱「冠心病」）尤為適宜。

【配伍分析】

附子其性走而不守，辛熱之性易致陽氣亢越上衝，此其偏性之一：

附子乃純陽之品，激腎火而救心火，然辛熱容易導致陽氣上衝直達，易致心律失常等不良反應，即毒性。配伍炙甘草，一方面炙甘草可直接解附子之毒，另一方面炙甘草為「健脾補土第一藥」，可補土以伏火，能有效地佐製附子辛熱上衝之熱性，阻擋其辛熱上衝之火直衝心臟，故用炙甘草而非生甘草。

附子大辛，好走竄，藥力過於迅猛，升散無度，此其偏性之二：

附子回陽之力迅猛，升散無度，已復之陽氣易在附子辛熱之性的帶動下竄動無制。生山萸肉酸澀收斂，可助附子固守已復之元陽，使陽氣升發有序、適度。生龍骨、生牡蠣、活磁石可收斂元氣，潛降陽氣，改變附子只升不降之特性，使其有升有降，使元陽潛入坎中。

附子大辛大熱，易傷真陰，此其偏性之三：

如素體虛弱或陰虛之人直接服用，則易見不良反應。而高麗參味甘、性微寒，能夠生津以和陽，提高人體對附子的適應能力，防止附子大熱而損傷陰津。

李老破格重用附子、生山萸肉後，使本方發生了質的飛躍。破格救心湯大大增強了仲景四逆湯類方回陽救逆的功效。麝香、龍牡、磁石的加入，更使本方具備了扶正固脫、活血

化瘀、開竅醒腦、復甦高級神經的功能，從而救治呼吸循環衰竭，糾正全身衰竭狀態，確有起死回生的神奇功效！

【毒性與解毒】

在破格重用附子這一類所謂毒性藥物的過程中，學界始終存在著不同的聲音抑或是質疑，毒與藥的關係也始終是我們不斷探索研究的課題。

1. 中藥毒性到底指的是什麼

（1）廣義之毒，為藥物的總稱。《周禮》有云：「醫師，掌醫之政令，聚毒藥以供醫事。」張子和言：「凡藥皆有毒也，非止大毒、小毒謂之毒。」

（2）狹義之毒，指藥物的偏性。張景岳言：「藥以治病，因毒為能，所謂毒藥，是以氣味之偏也。蓋氣味之正者，穀食之屬是也，所以養人之正氣；氣味之偏者，藥餌之屬也，所以去人之邪氣。」

（3）真正有毒副作用的中藥，專指中藥中明確標明「有毒」的藥物，由於用量過大或炮製不當等原因而容易導致中毒。

我們常說「是藥三分毒」，只因無毒不成藥。大毒治大病，小毒治小病，無毒只養生。

2. 中藥的毒性是一種基於藥效的偏性

沒有偏性就沒有藥性。偏性越大，毒性就越大，藥效也就越強。我們常說的「寒、熱、溫、涼」和「酸、苦、甘、辛、鹹」就體現了中藥的性和味的偏性。在這裏，筆者用簡明易懂的方式解釋為：偏性＝毒性＝藥性。

（1）「藥證相符」則毒性為「藥性」，劑量與療效呈正相關。譬如，治療陽虛證，即使用附子，也是補藥。如果是陽氣不足，用小劑量附子即可；陽衰就要用大劑量附子才行；若是陽氣將亡、將脫，非破格使用超大劑量附子無以挽回。

（2）「藥證不符或相反」則藥性可為毒性，劑量與毒性呈正相關。譬如陽虛證用滋陰藥，藥證不符，久之則會傷陽氣；如果是熱證反用熱藥，藥證相反，藥入則病劇，即使用附子，亦可殺人。

3. 中藥是如何透過配伍來實現減毒增效的

（1）針對主藥的偏性（藥性），我們透過配伍來增強人體適應主藥偏性的能力，而不是透過配伍降低主藥的偏性。如此，便可達到減毒而不減效的目的。

（2）針對主藥性味歸經的特點，透過配伍改變其偏性在人體表達的方式和途徑，使藥性的表達更符合病證需要，從而實現減毒增效的目的。

（3）基於藥物本身的化學反應來實現，主要透過傳統的藥物配伍後的炮製、煎煮所發生的化學反應來改變藥性。

4. 關於附子的毒副作用

附子最早記載於《神農本草經》：「附子，味辛、溫，主風寒咳逆邪氣，溫中，金創，破癥堅積聚，血瘕寒濕，踒躄拘攣，膝痛不能行步。」附子，大辛、大熱、有大毒。其性走而不守，有升無降。

虞摶：附子稟雄壯之質，有斬關奪將之氣，能引補氣藥行十二經，以追復散失之元陽；引補血藥入血分，以滋養不

足之真陰；引發散藥開腠理，以驅逐在表之風寒；引溫藥達下焦，以袪除在裏之冷濕。

5. 關於附子的排病反應

暴瀉、皮疹、發熱、嘔吐痰涎，或者疼痛、咳嗽、痔瘡等原有的症狀加重等。出現這些症狀，往往是「藥中病所」，是藥病相爭、正勝邪卻的表現。

6. 判斷是否為排病反應的依據

出現上述症狀之後，如果精神不倦怠，飲食不減少，體力不下降，即可斷為排病反應。否則，應考慮是藥不對症，或者藥物中毒。

同時，要與膽巴中毒反應相鑒別。

7. 膽巴中毒症狀

胃部燒灼感、噁心嘔吐、口乾、痙攣性腹痛、腹脹、腹瀉，可伴有頭暈、頭痛、皮膚出疹等，嚴重者可致昏迷，甚至呼吸麻痹和休克，以致循環衰竭而死亡。

8. 關於膽巴在附子加工炮製中的作用

膽巴即鹵水，是「煮鹽初熟時，槽中瀝下來的一種黑色濃汁。味苦，不能吃……氣味鹹、苦、有大毒」(《本草綱目》)。

成分：氯化鎂（70％以上）、氯化鈉和一些金屬離子。其中氯化鎂可使蛋白質凝固，可用於製作豆腐。即我們俗話說的：「鹵水點豆腐，一物降一物。」

作用：防腐保鮮。因古代井鹽的主產區在四川自貢，附子的道地主產區江油亦同在四川。煮鹽剩下的副產品膽巴是

保鮮的好材料，自貢距離江油不遠，運輸方便，價格便宜。

江油附子的特點是「隔夜爛」，必須在採挖的當天浸泡到膽巴池子中，否則，就如同山東肥城的水蜜桃一樣，會很快爛掉。

膽巴沒有任何的藥效，如果使用過量，只會引起中毒。所以，附子炮製的第二道重要工序就是要在長流水中漂淨膽巴。

附子摻假的主要手段就是「灌膽」。摻有膽巴的附子重量可以是正常的2～3倍。因此，品質好的附子絕不能有鹹、澀味。

9. 關於附子「去麻」的問題

附子的麻味：將附子或製附子放入口中咀嚼，在舌、唇和口腔黏膜會產生類似嚼花椒後的麻舌感，同時唾液會明顯增多。

筆者曾三赴江油，採挖生附子兩枚，帶回實驗室烘乾後，於下午五點左右，切下一粒芝麻大小帶有黑皮的生附子，嚼之，即刻出現嘴唇、舌頭發麻的感覺，麻味比嚼花椒要大許多，隨之口水不斷流出，持續約三小時，到晚上八點左右才消失。

附子的「麻味」主要來自雙酯類生物鹼。成年人攝入3～4毫克雙酯類烏頭鹼即相當於一個生附子的含量，就可能中毒身亡。

在第一次赴江油彰明鎮考察時，當地種植附子的村支書曾親口告訴我們，當年還是在辦人民公社的時代，他們生產

隊裡就曾有一位農婦因家事吵架，一怒之下吃了兩個生附子，未能搶救過來而最終喪命。

藥理研究：烏頭鹼、中烏頭鹼和次烏頭鹼等雙酯型生物鹼，經加熱水解，脫去一個酯鍵，形成單酯生物鹼（苯甲醯烏頭胺），毒性僅為烏頭鹼的1／200；再加熱水解，再去一個酯鍵，則水解成氨基醇類生物鹼（烏頭胺），毒性僅為烏頭鹼的1／2000。

《中國藥典》：炮製到不麻口。

臨床醫家：煎煮到不麻口。

火神派代表醫家吳佩衡在使用附子時，即要求病家要「寬水煮透，以嘗不麻口為度」。因為雙酯型生物鹼遇熱水即解是附子炮製減毒的重要手段。

但有時炮製太過，一味強調安全性，則容易忽視藥物的有效性。

明代張介賓曾言炮製附子：「應庶得生熟勻等，口嚼尚有辣味是其度也；若炒太乾，則太熟而全無辣味，並其熱性全失矣。故製之太過，則但用附子之名爾，效與不效，無從驗也。」此法至今仍是我們炮製附子時重要的經驗判斷指標。

張仲景在治療脈微欲絕、陽氣衰微的四逆湯及其類方中均用生附子。李老在搶救心衰等急危重病人時，亦曾言及「附子的毒性，就是救命的仙丹」。因此，附子的炮製應該以保留輕微的麻舌感為佳。

但在應用時，亦要向病人交代清楚，必須多加水，煎煮到口嚼附子沒有麻舌感時，再入他藥同煎；當然，急救除外。

然而，時過境遷，現在我們煎煮附子時已無須先煎了。當年先煎是因為在加工過程中，有的商家和藥農為了省工時、節約燃料，導致附子沒有蒸透心，還殘留了一部分生的附子，所以臨床使用時必須先煎煮透，才能避免中毒。而現在附子中毒的主要原因是膽巴殘留。無良者在加工時，有意不漂淨膽巴；更惡劣者會故意摻入膽巴，在造假行話中把這叫作「灌膽」，如此可以大幅增加商品熟附子的重量。

正常情況下，2.5公斤新鮮生附子大約可加工成 0.5 公斤熟附子，但透過「灌膽」，卻可以加工出 1 公斤甚至 1.5 公斤的熟附子，既牟取了暴利，又打壓了正品附子的市場，實是損人利己之卑劣行為。

【拓展運用】

破格救心法在臨床運用的過程中用途非常廣泛。除了「挽垂絕之陽，救暴脫之陰」以外，更能夠在陽氣不足的苗頭初現之時運用到。破格救心法的本質就是追復失散的元陽，恢復人體陽氣正常的圓運動狀態。所以，它能夠拓展到一切元陽散失、圓運動失衡所引起的疾病。

李老曾說：「凡亡陽竭陰之端倪初露，心衰症狀初現。」譬如說動輒喘急胸悶，常常於睡夢中憋醒，平時畏寒肢冷，時時思睡，夜尿多，無痛性心肌梗塞，倦怠乏力，胸憋自汗等，這些心陽初步損傷的症狀出現的時候，或者說有一些早期的心衰症狀的時候，皆可急投本方平劑。這就拓展了破格救心法的運用範圍。

所以一切陽虛陰盛的疾病均可以用破格救心法來扶陽抑陰，抑制陰氣瀰漫，救治疾病於萌芽，透過截斷扭轉病勢的傳變，達到既病防變，實現「上工治未病」的目的。

破格救心湯裏面李老加了龍牡、磁石以後，是扶陽跟潛陽同時併用，故而不可能出現所謂的「上火」，這也是祝味菊老先生溫潛法的要領，既有溫法扶陽，又用潛降斂陽，從而恢復陽氣的圓運動，絕無「上火」之弊。

1. 肺系諸疾而見心衰氣喘不能接續者，為久病及腎，陽衰不能納氣。

肺氣腫或哮喘都有可能出現腎不納氣的情況，實際上都是心陽已有虛衰的苗頭。此時要用破格救心平劑，加上胡桃6枚，再合人參就是人參胡桃湯，再加蛤蚧尾1對、沉香粉3克，跟高麗參粉分次吞服，納氣歸腎，立解其危。肺系疾病久而傳變，都可能出現肺心病，最終進展到心衰。所以在出現肺心病苗頭的時候，必須合上破格救心湯。

2. 鼻衄，即大出血不止，有日夜出血量達半臉盆者，面赤如醉，脈如波濤洶湧，重按則無。

這種情況也屬於陰虛於下，龍雷之火上奔無制；陰竭陽亡之變就在頃刻，切不可妄用寒涼清熱止血。此時因為陰虛於下，龍雷之火上奔無制，會致使陰竭陽亡。必須用破格救陽法，投破格救心湯平劑，同時合引火湯。引火湯在引火歸原法一章再作詳盡介紹。

破格救心湯平劑與引火湯合用，滋陰培陽，引火歸原，李老認為此法治療諸如鼻子大出血等，一劑立止，見效飛快。

如果出現吐血、咯血，或者是婦女的暴崩出血，或者是大便慢性出血以後，突然四肢厥冷，大汗淋漓，面白如紙，氣息奄奄，這是氣隨血脫，陰損及陽，陽衰不能統攝血液。此時也要速投破格救心的平劑。

　　需注意用煅龍骨、煅牡蠣加強其固攝的作用，而不只是斂降，更要把血固攝住，加強止血作用。同時山萸肉重用到120克，乾薑改為薑炭。同時用三仙炭（穀芽炭、麥芽炭、山楂炭），這是李老慣用的止血三炭，李老在治療出血性疾病時，最常用的「止血四炭」就是薑炭、穀芽炭、麥芽炭和山楂炭，各10～15克。同時還要用血餘炭4克沖服。再加生黃耆、當歸、阿膠、熟地以滋陰救陽，益氣固脫，陽氣固住，止血補血，滋陰救陽。

　　3. 一切沉寒痼冷諸症危重階段。

　　例如風心病心衰階段，病人常感有一股冷氣由臍下沿腹正中線向上攻衝奔迫，陣陣發作，衝至咽喉，大汗淋漓，人即昏厥。這些症狀與《金匱要略》描述的「奔豚氣」非常類似，這便是「陰陽不相維繫」的陽從上脫的危症。此時也要用破格救心湯平劑加煅紫石英、油桂粉、沉香粉各3克沖服，直入肝腎，破沉寒痼冷，安鎮衝脈，下咽立效。

　　破格救心湯在拓展到破格救心法以後，實際上是熔救陽、扶陽、斂陽、通陽幾法於一爐，其用途更為廣泛。只要陽氣不通、不足、不斂、不潛、不藏，我們都可以運用破格救心法來保護陽氣、扶助陽氣、斂降陽氣，以恢復陽氣正常的圓運動狀態。這是破格救陽法在臨床上能夠得以廣泛運用的根

本原因。李老既已發明破格救心法，後學者是否能夠發明破格救肺、破格救腎等法和方呢？還需我們在臨床中不斷去實踐和突破。

【典型案例】

[**病案** 1] 李老治肺心病心衰、呼吸衰竭合併腦危象案

閏某，男，60歲。初診：1995年3月24日凌晨4時病危，急邀李老赴診。

診見：患者昏迷不醒，吸氧。面如死灰，唇、指、舌青紫，頭汗如油，痰聲轆轆，口鼻氣冷，手冷過肘，足冷過膝，雙下肢爛腫如泥，二便失禁，測不到血壓，氣息奄奄。詢知患阻塞性肺氣腫、肺心病代償期已達10年之久。本次發病1週，已先於縣醫院搶救了6日，昨夜子時，突然暴喘痰壅，昏迷不醒，醫院下達病危通知，安排出院，家屬已著手準備後事，邀李老前去盡最後的人事。

縣醫院內科診為「肺心病心衰、呼吸衰竭合併腦危象」，已屬彌留之際。

切脈散亂如雀啄屋漏，移時一動。前人謂，凡病情危重，寸口脈難憑，乃按其下三部趺陽、太谿、太衝三脈，尚屬細弱可辨。

此症子時瀕危未死，子時後陰極陽生，已有一線生機。至凌晨4時，十二經營衛運行肺經當令，本經自旺。病情既未惡化，便是生機未絕！

李老遂速投破格救心湯大劑，以挽垂絕之陽而固脫，加

三生飲豁痰，麝香辟穢開竅醒腦而救呼吸衰竭。方見：

附子 150 克，乾薑、炙甘草各 60 克，高麗參 30 克（另燉濃汁兌服），生半夏 30 克，生南星、菖蒲各 10 克，淨山萸肉 120 克，生龍牡粉、活磁石粉各 30 克，麝香 0.5 克（分沖），鮮生薑 30 克，大棗 10 枚，薑汁 1 小盅（兌入）。

因病情危急，上藥加開水 1500 毫升（ml），以武火急煎，給患者隨煎隨灌，不分晝夜，頻頻餵服。

3月25日6時二診：得悉於半日一夜內服完上方1劑。子時過後汗斂喘定，厥冷退至肘膝以下，手足仍冰冷。面色由灰敗轉為萎黃，發紺少退，痰鳴大減。喚之可睜眼，神志仍未清明。六脈遲細弱代，48 次/分，已無雀啄、屋漏之象，回生有望。

李老遂囑其家屬按原方附子加足 200 克，餘藥不變，日夜連服 3 劑。

3月26日三診：患者已醒，唯氣息微弱，聲如蚊蚋，四肢回溫，可以平臥，知飢索食。脈沉遲細，58 次/分，已無代象。多年來喉間痰鳴消失。其妻告知，昨夜尿濕大半張床褥，腿已不腫。這正是大劑量附子破陰回陽之效，真陽一旺，陰霾自消。病已脫險，元氣未復。

李老續給原方 3 劑，去生半夏、生南星、菖蒲、麝香。附子減為 150 克，加腎四味（枸杞子、菟絲子、鹽補骨脂、淫羊藿）及胡桃肉各 30 克溫養肝腎精氣以固脫。每日 1 劑，煎分 3 次服。

3月30日四診：諸症均退，食納漸佳，已能拄杖散步。

計前後四診，歷時5天，共用附子1.1公斤，山萸肉0.75公斤，被西醫宣判「死刑」的九死一生之垂危大症終於得救。

[**病案**2] 李老治風心病心衰垂危案

吳某，55歲。患風濕性心臟病12年，頑固性心衰5年，心功能Ⅲ級。近5年大部分時間均在醫院度過。

1977年6月23日，患者在某醫院住院治療月餘。病情加重，急性心衰合併室顫，心率212次/分，醫院已發病危通知書，家屬仍堅持做最後努力，要求中醫會診。

9時30分，李老診見患者目暗無神，面如死灰，頭汗如油，神志昏糊，喘不能言，氣息奄奄，小便自遺。唇、舌、指甲青紫，口鼻氣冷，全身冰冷，僅胸部微溫，腹脹如鼓，下肢爛腫如泥，吸氧，測不到血壓，寸口部脈如游絲。五臟絕症已見其三，元陽垂絕，危在頃刻！所幸是下三部太谿根脈微弱可辨，為一線生機。

李老遂果斷投大劑破格救心湯，重用附子200克，加沉香粉3克（沖）、油桂3克（沖），茯苓、澤瀉各30克，以納氣歸腎、利水消腫。武火急煎，邊煎邊灌。

患者10時許開始服藥，一刻鐘後陽回厥退，汗斂喘定。11時30分知飢索食，心率降至100次/分，脫險。李老囑患者原方再取3劑，每3小時1次，晝夜連服。約下午4時，水腫消退，心率降至82次/分，已能拄杖出行。

此案計前後31小時，服附子0.75公斤、山萸肉0.5公

斤，古今曰為必死之症，竟獲治癒！

[病案 3] 李老治冠心病心絞痛發作或急性心肌梗塞案

冠心病心絞痛發作或急性心肌梗塞屬中醫學「真心痛」範疇，《黃帝內經》中有「朝發夕死」的記述。病勢凶險，危在頃刻，當分秒必爭，針藥併施。

遇到本病應先沖服淨麝香 0.5 克、冰片 0.05 克，或含化速效救心丸 5 粒、蘇合香丸 1 粒。取毫針重刺素髎、左中衝，於左內關行提插捻轉，約 5 分鐘，痛可止，以便為辨證施救贏得寶貴的時間。

李老曾用此法治癒查某，男，60 歲。

1982 年正月初六急診，經縣醫院心電圖確診為冠心病月餘。14 時心絞痛發作，含化硝酸甘油片可緩解半小時，患者不以為意；至 18 時許，絞痛再發，含劑及亞硝酸異戊酯吸入無效。內科會診擬診為急性心梗，建議急送省級醫院搶救。然因時間緊迫，尋車不易，乃邀李老診視。

李老見患者面青慘，唇、甲青紫，大汗而喘，肢冷，神情恐怖，脈大無倫，120 次/分，舌邊尖瘀斑成條成片，舌苔灰膩厚。

李老急予上法針藥併施，果然約 10 分鐘痛止。

由於患者年高，腎陽久虧於下，春節勞倦內傷，又過食肥甘，致痰濁瘀血阻塞胸膈，屬真心痛重症。且亡陽厥脫諸症畢見，李老遂投**破格救心湯大劑變方**：

附子 150 克，高麗參（另燉濃汁兌入）、五靈脂各 15 克，

瓜蔞 30 克，薤白 15 克（酒泡），丹參 45 克，檀香、降香、砂仁各 10 克，山萸肉 90 克，生龍牡、活磁石、鬱金、桂枝尖、桃仁、細辛各 15 克，萊菔子（**生炒各半**）各 30 克，炙甘草 60 克，麝香 0.5 克，三七粉 10 克（分沖），2 劑。

　　此方以參附龍牡、活磁石、山萸肉救陽斂陰固脫；高麗參、五靈脂同用，益氣化瘀，溶解血凝；瓜蔞薤白白酒湯合萊菔子，開胸滌痰，消食降胃；丹參飲合鬱金、桃仁、三七、麝香，辟穢開竅，化瘀通絡，細辛散寒定痛，桂枝引諸藥直達心宮，加冷水 2000 毫升，文火煮取 600 毫升，3 次分服，2 小時 1 次，晝夜連服。

　　李老守護患者病榻左右，20 時 10 分，服第一次藥後 1 刻鐘汗斂喘定，四肢回溫，安然入睡；至正月初七上午 6 時，10 小時內共服藥 2 劑，用附子 300 克，諸症均退，舌上瘀斑也退淨。

　　[**病案 4**] 李老治冠心病併發頻發性室性早搏，纖顫休克案

　　王某，45 歲。1998 年 11 月 27 日，因急性休克收住某醫院內科。診為「冠心病心衰併發頻發性室性早搏及纖顫」，經搶救 1 小時，病情無改善。因患者女婿與李老相識，遂電話向李老徵詢治法。

　　李老詢知患者心跳已達 248 次／分，心區劇痛，大汗不止而喘，症情凶險。遂電告破格救心湯大劑急煎，令服 300 毫升，當日脫險。

次日，李老親往診之，脈促，134次/分，尿多不渴，舌紅少苔，腰困如折。乃用原方加麥冬、五味子各15克以救陰，囑一日連進2劑。第3日下午，早搏消失，脈搏84次/分，可出院，令改服本方平劑3劑。每日1劑，以資鞏固。後追訪1年未復發。

[**病案5**]李老治布魯菌病急性心衰瀕危案

張某，男，28歲。1999年4月13日急診，患者從事牧羊3年，感染布魯菌病1年半，遷延失治，心、肝、腎皆受到實質性損害。4月3日，突發心衰，緊急入住某三甲醫院，西醫最後診斷：全心擴大，室性早搏，心功能Ⅳ級，心衰Ⅲ度；胸腔積液；大動脈病變，肝功能損害，低蛋白血症；贅生物伴脫垂AB（重）MB（輕～中）PB（輕）TR（輕）。已全力搶救5日無效，於4月8日早8時病危。

專家會診認為隨時有生命危險，建議患者出院準備後事，同樣是邀李老做最後挽救。

診見：患者端坐呼吸，頻咳暴喘，喉間痰鳴轆轆，嘔吐涎沫；面色灰暗，神情委頓，似睡似醒，聲若蚊蚋，唇指發暗，胸痛徹背；全身凹陷性水腫，臍凸胸平，睪丸水腫，尿少，日夜約150毫升；厭食，食入則脹急欲死，每日僅喝點稀粥；憎寒無汗，亦無涕淚；脈促，114次/分，頻見雀啄；舌紫暗，滿布紫黑瘀斑。病人氣息奄奄，口不能言。

李老認為本病何以演變為三陰寒凝，氣化冰結的局面？原因雖已無法察知。但從脈證推斷，必是初病失表，致外邪

深入五臟，正虛無力祛邪外出，伏於血分，漸致陰竭陽亡。

脈見雀啄，時時有心跳驟停之險，古代醫典把七怪脈列為必死之候。而患者接病危通知書已達 11 日而未死，則說明正氣尚存，又正在壯年，尚有一線生機。

李老詢知患者此次因感冒而突發心衰，此「感冒」二字便是生死關鍵！

凡病皆由表入裏，「表」既是邪之入路，亦是邪之出路。患者今病半月，仍憎寒無汗，是表氣閉塞，外邪欲出無路，此亦為三焦氣化冰結，聚水成腫之主因。少陰與太陽同病，用麻黃附子細辛湯法，溫裏寒，開表閉，正堪借重。表閉一開，開門逐盜，伏邪外透，便有轉機。

思路既通，李老遂擬破格救心湯大劑，加麻黃、細辛開表閉，加油桂、五苓蒸動下焦氣化而利水，更合瓜蔞薤白白酒湯、丹參飲開胸滌痰破瘀，麝香辟穢開竅而救呼吸衰竭：

附子 200 克，乾薑、炙甘草各 60 克，高麗參 30 克（另燉），五靈脂 30 克，無核山萸肉 120 克，生龍牡、活磁石、煅紫石英、瓜蔞各 30 克，薤白 15 克，白酒 100 毫升，丹參 30 克，檀降香、砂仁、企邊桂各 10 克，桂枝、白朮各 30 克，茯苓 45 克，豬苓、澤瀉、桃杏仁各 15 克，麻黃、細辛各 10 克，鮮生薑 30 克，大棗 12 枚，麝香 1 克（分沖）。

加冷水 2500 毫升，文火煮取 450 毫升，兌入參汁，3 次分服，3 小時 1 次，日夜連服 3 劑。

上藥於 2 日內分 9 次服完，當日服第 1 次後，頭部見汗，喘咳頓減；服第 2 次後，全身得暢汗，小便大增，日夜達 3000

毫升以上，水腫消去十之七八，次日進食麵條1碗，可起身扶炕沿來回散步，面色由灰暗轉為紅潤，脈沉弱，82次／分，雀啄脈消失，脫險。

附：劉期洋治肺心病呼衰晚期綜合徵（陳長青老師指導）

筆者有一位學生的叔叔，2014年9月30日初診，時年52歲。患者年輕的時候從事石匠工作10餘年，平日好吸菸。近10年以來，易感冒，反覆咳嗽喘促，活動後喘促加重。常年服用解痙平喘、補肺強腎的中成藥，病情並沒有得到控制。最近4年出現了心慌、心累、氣緊，稍活動症狀便會加重。

2012年，當地醫院曾診斷為「矽肺」，我們當時給他用了李老的經驗方——培元固本散。這個方子吃了一年半，期間他咳嗽、喘促的症狀明顯緩解，體質也顯著改善，不易感冒，整體體質增強了。

然而，患者要靠體力勞動為生。所以一旦身體好了一點，便立即出外打工去了。

不到兩個月，患者又返回老家，反覆出現低熱、咳嗽，當地醫院懷疑是肺結核，出院以後連服了3個月抗結核藥。

2014年9月份患者開始出現食慾下降，半個月後到某市第三人民醫院住院3天，病情反而加重。

醫院考慮為以下幾個情況：一是肺部感染「矽肺」，二是慢性阻塞性肺疾病急性加重期，三是肺心病心衰代償期，四是全身皮疹待診。因其服西藥以後全身長滿暗紅色疹，醫院建議轉到上級醫院治療。

9月27日當晚，轉到成都某醫院急診科留觀，第二天轉入呼吸科。住院兩天連下兩次病危通知。咨詢當地的華西醫院專家，皆認為患者生存概率非常小，繼續治療的意義不大。呼吸科主任與患者家屬溝通，從經濟角度出發，建議回家準備後事。

9月30日中午出院。當時診斷有8個：1.慢性阻塞性肺疾病急性加重期。2.Ⅱ型呼吸衰竭、呼吸性鹼中毒合併代謝性鹼中毒。3.慢性肺源性心臟病（右心功能失代償期）。4.繼發性肺結核。5.雙肺Ⅲ期矽肺。6.藥疹。7.電解質紊亂（低鉀低鈉低氯血症）。8.重度肝功能不全。從診斷看，患者基本上沒有生存下去的可能性。

9月30日晚上7點，患者由成都返回家中，晚上7：30開始接受中醫治療。

時症見：喘促不止，偶有咳嗽，可咳出少量白色泡沫痰，全身燥熱、心慌氣緊，吸氣困難（矽肺）。肌膚灼熱，手足冰冷，無汗，大小便不通，精神極差。意識尚清，可以對答，語聲低微。沒有食慾，面色潮紅，三凹徵陽性，腹式呼吸，腹部膨隆，拒按。臉、眼瞼、腳背稍稍浮腫，全身出暗紅色疹子，沒有突出皮膚，背部和四肢較多，不間斷吸氧。體溫是38.5℃，呼吸26次/分，心率110次/分，舌淡紅，苔黃厚膩，左脈浮弦數，有搏指之象，右脈浮細。

當時我們給出的治療方案由筆者的學生趕回老家執行：

1.破格救心湯。因為在當地拿藥困難，所以附子的量沒有用到100～200克，只把熟附片用到45克，乾薑30克，

炙甘草 30 克，生曬參 45 克，五味子 15 克，麥冬 30 克，生山萸肉 60 克，生龍牡、磁石各 30 克，炙紫菀 15 克，炙冬花 15 克，3 劑。加冷水 2000 毫升，武火急煎一小時取 300 毫升，分 3 次溫服，兩小時一次，喘促緩解之後再改到三個小時一次。如果病人安靜入睡了，就不用再服藥。

2. 針刺兩側支溝，強刺激後留針 1 小時，15 分鐘行針一次，促進排便。

3. 艾灸關元、雙湧泉各半小時，固護元氣。

4. 垂盆草 150 克、瘦肉 250 克燉湯服用，恢復肝功能。

5. 田螺數隻，取肉搗碎，加入人工麝香少許拌勻，外敷利尿點。

當晚 7：30 開始到 9：30，針灸併用後小便通，尿量約 100 毫升，故沒有用到方案 5。到了晚上 10：30，患者成功地吃了第一次藥，每兩小時服一次。當晚家屬輪流守夜，煎藥餵藥。方案 4 因買不到垂盆草，故沒有執行。當天晚上患者仍煩躁難眠，輾轉反側，不時嘆息，煩躁得躺也不是、坐也不是。

兩個小時服一次藥，直到凌晨 4：00 煩躁才稍有緩解，睡了大概 4 個小時。這一夜小便有 10 次，大概排了 1000 毫升小便。

到了 10 月 1 日早上 8：00，患者已經連續服了兩劑藥，仍然感到煩躁，但可以忍受。白天有一點點食慾。體溫 38.5℃ 左右，自己覺得還是燥熱。晚上 8：00 排墨綠色黏稠便一次，排完患者比較舒服。

這一天一共吃了 3 劑藥，兩小時一次，到晚上 9：00 再灸雙側湧泉，各一個小時，煩躁明顯減輕，入睡兩個小時後又開始煩躁，坐臥不安，但比前一晚已經有明顯減輕，可以忍受。

　　10 月 2 日，患者煩躁明顯減輕，精神和食慾微好，臉色潮紅退轉黑，仍然喘促，自覺皮膚灼熱，脈無搏指之象，手足轉溫。方不變，再吃 4 劑。

　　因患者有喘促、矽肺，所以我們給他用蛤蚧燉瘦肉以補腎納氣，同時艾灸關元、雙足三里、雙湧泉各半小時。下午患者低熱，但精神明顯好轉。

　　10 月 3 日，患者前一晚仍然煩躁，坐臥不安，但明顯比之前好轉，精神恢復尚可，半夜體溫升至 39℃，大小便均通，繼續守方治療。

　　10 月 4 日，喘促明顯改善，全身皮疹基本上退盡。此時我們加了薑汁砂仁米、敗龜甲、白豆蔻，起到潛陽的作用。鄭欽安先生發明的潛陽丹，專治陽虛陰盛導致的火不歸原證。

　　10 月 6 日，患者晚上不再吃藥。整體狀態都有改善，脈象也柔和了。原來的黃膩苔已退盡，總體體溫基本上降至 37.5～37.7℃。

　　10 月 7 日，患者第一次晚上沒有煩躁，最高體溫 37.6℃，說明他的陽氣已經潛降下來了。

　　10 月 8 日，患者體溫基本恢復正常了，最高 37.2℃，喘促有明顯改善，皮疹消失，腳腫退了約五成。但出現了胃脘脹痛，我們用了三合湯，百合、烏藥、烏賊骨、丹參、檀香、

砂仁，再合上旋覆代赭湯，其他的方案還是不變，吃到患者胃痛消失停方。

10月16至17日透過電話問診，患者各方面情況不錯，開始服用培元固本散。患者此後可以出去散步百米左右，多數時間可以不吸氧，皮疹大部分消退。

然而，11月30日這一天患者突感胸悶、大汗出，還是非常遺憾地因心梗去世了。

總體來講，患者從9月30日病危出院，直到11月30日去世，透過破格救心湯延長了兩個月的生命，而且明顯改善了生活品質，一定程度上實現了對患者的臨終關懷。

救胃保命法

一、救胃保命法的原理

救胃保命法主要是用在急危重症的晚期或者恢復期階段，尤其是急危重症的晚期，用到救胃保命法的機會非常之多。

救胃保命法是以李老的學術思想——「凡治病，以顧護胃氣為第一要義」及「久病，難症痼疾，重危急症，先救胃氣，保得一分胃氣，便有一分生機」為依據而創立的。

在中醫診療中，常見「見病治病，妄用苦寒攻伐」的情況，此皆我等醫者的罪過。一旦苦寒、攻下、攻伐的藥傷及胃氣，患者不但不能運化飲食，同樣地，也不能運載藥力。

太陰脾臟與胃相表裏，胃氣即中氣，為後天之本。「有胃氣則生，無胃氣則死」。故顧護中氣為治病第一要義！只有保住中氣的斡旋運轉，五臟方能得到滋養灌溉，「運中土，溉四旁」，先天腎氣才能得以生生不息。

所謂「運中土，溉四旁」，「中氣」好比輪子之中軸，軸不轉，輪子必然無法轉動，類比到人體，生命的「圓運動」也無法建立。因此，只有保住中氣的斡旋運轉，五臟方能得到滋養灌溉，先天腎氣才能夠生生不息。

彭子益也講道：「凡病皆本氣自病。本氣，即人體與生俱來的先天腎氣（元氣、元陽）與後天胃氣（中氣）構成的渾元一氣。為人生命之兩本，兩本飄搖，危若累卵。」

如何解決先後天「兩本」的問題呢？

答案就是「理中湯」。

先天腎氣號稱命門之火，火神派始祖鄭欽安講：「命門之火，只有這一點真陽，這就是生命的立命之本。」彭子益就把這個叫「陽根」。就是五行圓運動之理，火可生土。脾胃如釜，元陽為釜底之火。所以，凡治脾胃病本藥不效，速溫養命火，火旺自能生土。

理中即理中焦，理中湯治療中焦脾土虛寒。如果臨床中運用理中湯不應，需在理中湯基礎上加附子、肉桂，即附桂理中湯。附桂理中湯是救胃氣、治百病的關鍵方。

以上，是從理論上講為什麼要用到保胃氣來「救命」，來保住生命。

二、李老救胃氣湯方組成及功效

【組成】

製附子 45 克，白朮、乾薑各 90 克，炙甘草 60 克，生曬參 45 克（搗），生山萸肉 90 克，砂仁米 30 克（後下 7 分鐘），生半夏 65 克，生薑 65 克，藿香、佩蘭各 10 克，炒麥芽 60 克，紫油桂 15 克（後下 7 分鐘）。

【功效】

本方中製附子、白朮、乾薑、炙甘草、生曬參，再加上紫油桂，正是附桂理中湯。通常急危重症到了晚期或危重期，病人皆陽氣欲脫，本方中加入生山萸肉，正是為顧護住欲脫之陽氣。李老的破格救心湯方就是附子、乾薑、炙甘草，加生山萸肉、生曬參；所以，附桂理中湯中加生山萸肉，亦包含有破格救心的藥理作用在其中。

同時，生半夏有化濕去濁之功效，能夠清除脾胃的濕濁，使其從大便排出。而藿香、佩蘭皆是芳香化濕醒脾的藥材。當患者脾胃虛弱後，其運化水濕的功能大幅減退，必然會導致中焦（腸胃）有濕濁停聚，需先將濕氣化開，陽氣才能夠潛藏回來。這就是為什麼一定要配上化濕、化濁、開通中焦的藥物。

所以，開通中焦是顧護陽氣的一個非常重要的臨床治療訣竅。如果不將中焦開通，而一味地運用溫陽、扶陽、斂陽，定是斂不住、潛不下來的。

炒麥芽具有消食的效果。北方用炒麥芽較多，南方則多用焦山楂、炒穀芽。北方人吃餃子有句俗語：「原湯化原食。」這便是因為麥芽主要消的是麵食，而穀芽主要消的是米飯，山楂主要消的是肉食。

此方中的附子、白朮、乾薑都用到了 90 克，若病人已經胃氣衰亡，如此大劑量是喝不下去的。考慮至此，李老提出，若病人胃氣怯弱，不勝藥力，一劑藥可分 3 天吃，或者開此方 1/3 的劑量。

下面，對李老用此法救治病人之典型案例進行介紹，以幫助讀者體會救胃氣法在實際臨床中的應用。

【典型案例】

[**病案**] 李老治晚期宮頸癌案

郭某，50歲。1980年11月13日，由靈石某公司宋先生陪同來診。

患者病程1年7個月，曾在某醫院住院8個月，放療配服中藥，漸至全身浮腫，腹水++而出院。體重下降了20公斤，來診時體重37.5公斤，骨瘦如柴，一身大肉盡脫。納呆，日進食不足200克。出血淋漓不斷，少腹脹痛如錐刺；黃赤相雜之穢臭帶特多，日用衛生紙一包。李老詢知患者個性內向，舌淡而乾，舌中裂紋，中心有5分硬幣大之無苔區。

李老久思難決，覺此症有兩點難於措手處：

其一，七情內傷，肝氣久鬱化火化毒，結於胞宮，猶如強敵破境，勢不能不顧；

其二，久病攻多，放療損傷，胃氣已近敗亡。其舌中之無苔區，即脾胃虛極，不能蒸化敷布之明證。上大虛，下大實，是最難用藥的格局。一招不慎，生死立判。

李老以為當以抑木扶土、醒脾救胃為先：

生黃芪45克，當歸、紅參（**另燉**）、五靈脂、柴胡、棉子炭、白芍各15克，炒麥芽60克，炒穀芽30克，麴楂炭、薑炭各10克，焦白朮、茯苓、生薏苡仁、豬苓各30克，澤瀉18克，油桂5克，炙甘草10克，鮮生薑10片，大棗

10枚。

立方之意，重在重建中氣，益氣養血，溫脾醒脾。生黃耆用至45克，則兼有以氣行水之妙，復加油桂之蒸動氣化，其效更著，是已故溫碧泉老中醫畢生經效之法。麴楂炭、薑炭治脾不統血之出血；棉子炭辛熱溫中，壯腰固腎，補火生土，止崩漏下血；復以生薏苡仁、豬苓藥性馴良之品抗癌化濕利水。

12月30日二診：夫妻2人住於靈石旅店，服上方10劑，不僅食納大增，日可進食斤許，且舌上裂縫彌合，舌中已生薄白苔，是胃氣已復之徵。浮腫、腹水基本消退，唯面容更見消瘦。出血大減，帶下亦減，已不用衛生巾。精神狀態極好，半月之間，前後判若兩人。

當時患者還有一醫師陪同，見李老此方，譏為推諉之作。及至症情大好，又覺驚奇。

李老遂言：「危重病人，有胃氣則生，無胃氣則死；保得一分胃氣，便有一線生機，何奇之有？」

臨行，又疏一方如下：醋柴胡15克，當歸、二芍、茯苓各25克，白朮、薏苡仁、雞冠花、白薇、車前子、墓頭回、貫眾炭各30克，棉子炭15克，薑炭、三仙炭各10克，牡丹皮、炙甘草各15克，紅參、五靈脂各15克，三七9克，全蠍12隻、蜈蚣4條（研末沖服）。

囑患者上兩方輪服1個月，待症情有較大變化時，再來面診。

1981年1月23日三診：上方輪服各11劑，浮腫全消，

腹痛已止，已半月未出血。帶轉白，量微。體重回升至40公斤。面色紅潤，精神健旺，舌見黃苔。此時，已由邪盛正虛，轉化為邪正相持，正勝邪退的階段。舌苔從淡白到黃燥的演變，預示著人體已由弱到強，堪與癌毒一戰，故應側重攻癌！李老故調方如下：②方去白薇，加白花蛇舌草120克，木鱉子、莪朮各30克，生黃耆45克，腎四味各60克，餘藥不變。

更叮囑患者如有欲念萌生，速服知柏（各60克）地黃湯3劑，千萬禁絕房事，清心寡慾，愉悅情懷，善自調攝。此後，即失去聯繫。

1983年李老偶遇靈石某公司宋先生，得知患者服上方70劑後已無病象。體重回升至50公斤以上，康復2年又4個月。然今春其夫暴病身亡，悲傷過度，2個月後便病逝了。

本例病人，僅服藥百劑，未遵囑服固本丸方，但是體質的增強，臨床症狀的消失，並不是癌毒的最後消滅。即使臨床婦檢，證實瘤體脫落，轉移灶消失，仍須丸方治本，拔除病根。「爐煙雖熄，灰中有火」，一旦遭受重大變故，正氣內潰，癌毒又將成燎原之態。李老嘆息：慎之，慎之！

附：陳長青治高年胰腺炎康復案

友人之父，98歲，2017年8月23日晚8：00初診。

患者因急性胰腺炎在某醫院住院19天，現已出院5天。

回到家中後便嗜睡、懶動、少言，由人攙扶方可行數步。神志模糊，不認親疏，牙關緊閉，不能配合檢查。前一日出

現小便失禁，食慾極差，當日僅進食一個雞蛋清、一小片地瓜和糖三角、一小碗粥和麵條。患者此前叮囑家人勿做臨終搶救，友人請筆者前去略盡人事。時見患者形體消瘦，大肉脫淨。舌光紅少津，色淡紫，脈浮弦無力，趺陽脈無。此皆胃氣已敗，陰竭陽微之象。

當下思慮良久，謹記李老叮囑，當以救胃氣為急，於是處以下方：

生曬參片45克，生白朮45克，乾薑45克，生山萸肉60克，熟附子45克，麥冬45克，生五味子30克（打），炒麥芽45克，炒穀芽45克，炙甘草30克，陽春砂仁10克（打，後下10分鐘）。

加冷水1800毫升，文火煮取300毫升，分3次溫服。

約一週後，友人發訊息給筆者告知其父病情：

「陳博士您好，跟您匯報一下我父親吃完3劑藥的情況。我父親對中醫比較排斥，家人一天需分十次左右方能哄他喝完藥。吃完兩劑中藥後，晚上不會有小便失禁現象了，現在可以自己起床上廁所、洗臉，會喊肚子餓要吃飯。今晚吃了大半碗飯、兩口饅頭、一碗湯、一小碟菜。吃飯時可以清楚數出家裡有六人吃飯。在房間裡恢復了老習慣，從枕頭下找出錢來數，還會拿折扇把玩。」

友人還隨訊息附上其父諸多近照，老人原本已臥床不能動，神志昏糊，服救胃氣湯3劑後，已可自行洗漱、進食，甚至恢復日常娛樂等。

此後又過了兩年，期間患者未再復發。最終無疾安詳離

世，享年101歲。

李老常言道：「胃氣是五臟的後勤部，運中土，溉四旁，保腎氣，是治病救危一大法門，五臟皆稟氣於胃也。」

傷寒六經，實是陰陽兩經、胃 — 脾 — 中氣之升降而已。三陽統於陽明，三陰統於太陰。中氣者，人之本氣也。萬病皆本氣自病。本氣強者，邪從熱化、實化，便是三陽病；本氣弱者，邪從虛化、寒化，便是三陰病。

醫者治病，助人體之本氣也。治之得法，陰證化陽，由裏出表；治不得法，表邪內陷三陰，步入險境。

因此，我輩需要牢記：陽明之燥熱（為標）永不敵太陰之寒濕。治標宜中病則止，不可過劑。大實證，腸腑一通便要停藥，否則陽明實證轉眼即變為太陰虛證，中氣一傷，變生不測。若瀉脫中氣，則頃刻轉化為少陰亡陽危候，多致不救。

一部《傷寒論》，397方實則只是兩大法：保胃氣以救腎氣，救腎氣以保胃氣之法。

《傷寒論》中太陽病條文最多，誤治最多，救誤之法亦最多。汗、吐、下誤用，所傷者胃氣（中氣），救誤即是救胃氣。胃氣一傷，升降乖亂，當升者反而下陷，當降者反而上逆，五行運動不圓。救胃氣以復中軸，升降復常，四維得安，病癒。

攻癌奪命法

攻癌奪命湯是李老在20世紀50年代後期至60年代中期所創，李老曾用此方治癒甲狀腺腺瘤24例，甲狀腺瘤左鎖骨上淋巴結腫大疑惡變5例，缺碘性甲狀腺腫12例，頸淋巴結核4例，泛發性脂肪瘤5例，腦瘤術後復發1例。多數在半月內痊癒，無復發。1961年後加木鱉子、白花蛇舌草、重樓、黃藥子、山豆根、明雄黃，基本定型。經臨床運用40年，用治多種惡性腫瘤，竟獲奇效。

一、腫瘤形成的內在病因

在此，筆者結合李老的思想，對有關腫瘤的形成及病因從中醫角度加以分析。李可老中醫言：「人身各部，頭面四肢，五官九竅，五臟六腑，筋骨血脈，但凡一處陽氣不到便是病，沉寒痼冷頑症，一切腫瘤皆此因。在治療上需貫徹一個思想——保中氣，扶陽氣。」

1. **體質失衡是基礎：**
以寒性體質為主，先天五行圓運動嚴重失衡，木、火升發過旺，金、水潛降不足。

2. **七情失調是誘因：**
以憂思悲恐過度為主，氣滯則血瘀，氣滯則津停。

3. **痰瘀膠結是載體：**

寒凝則血瘀，氣滯則津停濕阻，聚而為痰，痰瘀膠結，而成癌毒附著之溫床。

4. **癌毒凝結是根本：**

與年齡呈正相關。

二、腫瘤形成的外部條件

1. 外感六淫之邪入侵。
2. 飲食勞傷。
3. 生物誘因：

B肝病毒、幽門螺杆菌、黃麴黴菌。

4. 他病的傳變：

慢性潰瘍、慢性炎症、陳舊傷等。

漢古中醫應用體質辨析軟體對數十例癌症病人進行評測分析，結果顯示：癌症病人先天體質多為木強或火強，且火強占多數，數值多超過5；而土、金、水至少有一行較弱，且多在1以下，甚至為負數。而五行之圓運動只能現中和，不能現五行，任何一行偏現即是病！

癌症病人的木、火強意味著生發、宣散之力過強，而土、金、水弱則意味著運化、收斂、封藏能力弱。這就好比大自然只有春季、夏季而沒有秋季、冬季，生命只有一味地耗散。這和癌細胞無限制生長而沒有凋亡的情況十分相似。

由此，筆者提示：木、火宣散太過，金、水斂藏不足，

生命早期表現體質較好，活力旺盛，但也導致患者早期對身體狀況的忽略，生活方式過於耗散而不自知，一到中年，不論有無明顯誘因，均易導致五行運轉機制嚴重失衡，突發乖戾之疾，這種情況在日常生活中也是極為常見的。

三、腫瘤及癌症的治療思路、原則

腫瘤及癌症的治療思路、原則便是辨病以治本，辨證以治標，辨體質以預防。

每一種疾病都有自身特殊的發生原因、發展規律及預後轉歸。徐靈胎指出：「欲治病者，必先識病之名，一病必有主方，一病必有主藥。」所以，針對癌症本身的治療是根本，而這也是中醫目前的不足。

「病」規定了「證」的變化方向。任何一種證都是一個病的證，它的發展變化受這個病的規律制約，只能隨著病的進展而演變。

證候是疾病的階段性變化，是疾病某一階段的病理概括。僅孤立考察證候，很難判斷這一證候的演變趨勢，進而失去控制、治癒疾病的可能。因此，針對癌症病人證候變化進行辨證施治雖然是優勢，但只能治標，不能治本。

體質是指個體生命在先天遺傳和後天環境的基礎上表現出的綜合的、相對穩定的特質。這種特質可以用木、火、土、金、水五行理論來描述。每個生命體中都包含這五種特質，只是每種特質的稟受數量不同而已。由於不同數量的五種特質排列組

合方式是無限的,因而形成了我們千差萬別的個體體質。

根據五行體質的偏盛偏衰,調節七情六慾,改變飲食起居等,從而保持人體五行圓運動正常,方為預防一切疾病(包括腫瘤)的治本之策。

總體來說,關於治療可總結為三大重點。

1. 對病治療是核心:

大攻、大破、大下;破陰祛寒,行氣破瘀,逐痰破結,攻癌排毒。以孫秉嚴老中醫治癌專方為主,繼續研究攻癌專方、專藥是提高治癌療效的根本途徑。

2. 對證治療是基礎:

扶陽氣,保胃氣。桂附理中湯是必用的。

3. 辨別體質可預防:

透過五行體質辨析,可預知病在何時、何處,從而有的放矢,制訂有針對性的調養方案。

四、攻癌奪命湯組成、功效及典型案例

【組成】

漂海藻、生甘草、木鱉子、醋鱉甲、白花蛇舌草、夏枯草、重樓、海蛤殼、黃藥子、生半夏、鮮生薑、玄參、牡蠣各 30 克,大貝 15 克,山慈菇、山豆根各 10 克,全蠍 12 隻,蜈蚣 4 條,明雄黃 1 克(研粉吞服),共計 19 味藥。

李可老中醫云:「本方脫胎於蘭州名醫董靜庵先生之驗方海藻甘草湯,原方主治瘰癧,由海藻、甘草各 10.5 克,全

蠍 12 隻、蜈蚣 1 條組成，水煎服。我師董老意，加量 3 倍，蟲類藥研粉吞服，以加強藥效。另加鱉甲、消瘰丸（**玄參、牡蠣、大貝**）、夏枯草、生半夏、鮮生薑，大大加強了養陰化痰、攻堅散結之力。」

【功效】

方中海藻為消瘤專藥，用時清水漂洗去鹽。味鹹性寒，入肺、脾、腎經。歸納各家本草論述，本品鹹能軟堅化痰，寒能瀉熱消水（**包括炎性滲出物、癌性腹水**），主治癭瘤、瘰癧、積聚、水腫。與甘草同用，相反相激，可增強激蕩磨積、攻堅化瘤之力。

木鱉子，苦，微寒，有毒，為消積塊、破腫毒之要藥。歷代多作外用，內服僅見於乳癰初起，焮赤腫痛。筆者老母之食管癌，3 年服藥千餘劑，每劑用量 30 克，未見中毒。

方中生半夏，為消痰核、化瘤散結的要藥，可止各種劇烈嘔吐。仲景方中半夏皆生用，今以等量的鮮生薑制其毒，加強止嘔功效，更無中毒之虞。

方中白花蛇舌草、重樓為治毒蛇咬傷的要藥，專治惡毒疔瘡，善解血分諸毒，山慈菇、山豆根、黃藥子皆近代篩選出的抗癌要藥。

海蛤殼、海浮石性相近，最善化痰軟堅，清熱瀉火，養陰利水，為治癭瘤、積聚之要藥。

夏枯草苦、辛、寒，入肝、膽經，清肝散結，主治瘰癧、癭瘤、癥積、乳癌、宮頸癌之崩漏下血，以及肺結核大咯血，兼有補益血脈之功用。

方中鱉甲為《金匱》鱉甲煎丸主藥，是歷代用治癥瘕痞塊的要藥，與消瘰丸相合，大大增強了養陰化痰、軟堅破積之力。

方中明雄黃，可殺滅多種病毒、細菌，為歷代辟穢防疫解毒要藥。傳染病大流行時期，可以蒼朮、雄黃等份為末，以凡士林膏調塗鼻腔，可有效防止傳染，為古方犀黃丸、醒消丸要藥，對癌毒擴散深入血分、血液中毒有清除之效。

綜上所述，本方以海藻、甘草相反相激，木鱉子、生半夏、雄黃以毒攻毒，合大隊攻痛破堅、清熱解毒、化痰散結之品為君，以鱉甲、消瘰丸養陰扶正為臣，以活血化瘀蟲類搜剔引入血絡為佐使，直搗病巢，力專效宏。本方用以治多種惡性腫瘤，有一舉掃滅癌毒凶焰、奪回患者生命之效。

全身中毒症狀嚴重者，加大黃30克掃蕩血毒。胃癌之嘔吐，多兼見大便燥結，此為痰毒結於中下，阻塞胃氣通降道路而致，本方加代赭石之質重下行，萊菔子之升降氣機。凡用萊菔子生、炒各半，生升熟降，服後多見上則頻頻打嗝，下則腹中雷鳴，頻轉矢氣，此即氣機旋轉、激蕩之明證，故古人謂其祛痰有推牆倒壁之功。開結通便，便通則胃氣下行，嘔吐自止。

胃及食管癌，常用紫砒砂腐蝕瘤體，其號稱腫瘤剋星，用量宜小。為防其使瘤體破裂出血，可加服兒茶1.5～3克，以生肌、斂瘡、止血，則更安全。

筆者選取李老驗案數則如下，以幫助讀者體會本法臨床之功效。

【典型案例】

[病案1] 李老治惡性淋巴瘤案

景某,女,65歲,1977年8月15日初診。

患者頸左側有腫物40天,初起如黃豆大,未及1個月,猛長如初生嬰兒頭大,並向下蔓延至左鎖骨上窩,凹凸如岩,堅硬不移。頸右側及頰車穴下方腫塊6個,大如杏核,連成一串,堅硬不移;雙腋下、雙腹股溝淋巴結皆腫大如棗,推之不移。隨腫塊之逐日增大,上則頭痛如破,氣喘痰壅,胸部憋脹,面色灰滯,神志昏糊;下則二便閉結,溲若濃茶。口臭薰人,苔黃厚膩,中根黑燥,六脈沉滑數實。

患者後經某醫院病檢,確診為「左頸部瀰漫型惡性淋巴瘤混合細胞型」。

李老辨證患者屬痰毒瀰漫三焦,毒入血分,阻塞氣機,蒙蔽神明之重症,遂擬攻癌解毒,滌痰通腑,軟堅散結為治。

以攻癌奪命湯合礞石滾痰丸掃蕩血毒:

漂海藻、生甘草、煅礞石、木鱉子、生半夏、鮮生薑、萊菔子(生炒各半)、黃藥子、鱉甲、生牡蠣、海浮石、海蛤殼、玄參、重樓各30克,大黃、大貝、桃杏仁各15克,山慈菇、山豆根、紅花各10克,全蠍12隻,蜈蚣4條,明雄黃1.2克(研末沖服)。

以白花蛇舌草、夏枯草各120克煎湯代水煎藥,煎取濃汁600毫升,日分3次服,7劑。

8月23日二診:患者服首次藥後約一刻鐘,突覺滿腹上下翻騰,五臟如焚,欲吐不得,欲瀉不能,煩躁欲死,旋即

昏厥。李老急赴病家，患者已醒。訴剛才出一身臭黏汗，吐出膠黏痰涎半痰盂，胸膈頓覺寬敞，唯覺困乏而已。診脈和勻，此乃藥病相爭，正勝邪卻之佳兆。一旦出現瞑眩現象，必有非常之效。

李老囑患者原方續服。服2～7劑時，每日暢瀉污泥狀夾有膿血、膠黏痰涎，奇臭極熱之大便1～2次，尿已轉清，胸憋氣喘已癒七八，頭已不痛，神志清朗，食納大增，全身腫塊變軟。囑原方加嫩胡桃枝以扶正化瘤，續服7劑。待大便中無穢物2日後，去大黃。

9月1日三診：服藥14劑，左頸部腫物縮小1/2，右頸及頰車穴下之腫物消至黃豆大，精神健旺，面色紅潤，稍覺氣怯。原方去礞石滾痰丸，加野黨參30克、五靈脂15克，10劑。

9月13日四診：左頸部腫物已消至雞蛋大，其餘已消盡。又予原方10劑。

11月1日五診：繼四診後至9月22日，腫物消散如胡桃大，9月27日全消。經治兩個月，服藥38劑，臨床症狀緩解。唯覺乾渴氣怯，舌紅無苔，脈沉滑。為疏丸方，峻補元氣，養陰化痰，拔除病根：

全河車2具，白參、五靈脂、玄參、天冬、山慈菇、川貝、牡蠣、海蛤粉、漂海藻、昆布、黃精各30克，大蜈蚣50條，全蠍120隻，共研細粉，夏枯草1500克熬膏，加煉蜜為丸10克重，早、晚各服1丸，生甘草10克，煎湯送下。

俟後，其義子來告知李老，丸方未服，病已康復。至

1981 年春，李老遇其女於街角，詢之，體健逾於往年。因生活困難，丸方終未服用。計已臨床緩解 3 年半。

[**病案 2**] 李老治甲狀腺癌頸轉移案

王某，女，60 歲，1978 年 6 月 26 日初診。

患者體形高大胖，體重 80 公斤。頸部腫塊 29 年，甲狀軟骨上方腫塊杏子大，下方腫塊約乒乓球大，均質硬，右頸部鵝蛋大腫塊，凹凸不平。同年 3 月 28 日，某醫院超聲探查診斷為「甲狀腺癌頸轉移」，次日同位素掃描支持上述診斷。

追詢病史，知患者從 8 歲起即抽旱菸，現吸菸量日平均兩盒，患支氣管炎 30 年。近 3 年暴喘迫促，兩臂上舉則氣閉暈厥。上廁所走 10 多步即暴喘 10 多分鐘。痰聲如拽鋸，稠黏難出。目赤，胸、胃燒灼難耐。日食冰棒 1 桶，水果罐頭無數，始覺爽快，脈沉滑搏堅。放療後耳聾不聞雷聲。個性暴躁，多疑善怒。近兩個月有血性鼻涕，劇烈右偏頭痛。胸背四肢泛發脂肪瘤，大者如栗子，小者如蠶豆。

據以上脈證，良由吸菸過度，薰灼肺腑，個性暴躁，氣滯於中。痰氣交阻，日久化火化毒，結於喉間要道。近來，雖有種種上熱見證，但雙膝獨冷。蓋由年高腎陰大虧，陰不抱陽，龍雷之火上燔。且喘汗頻作，須防暴脫。李老先予引火湯，滋陰斂陽，引火歸原：

方 1：熟地黃 90 克，鹽巴戟肉、二冬各 30 克，茯苓 15 克，五味子 6 克，上油桂 2 克（*去粗皮研粉小米蒸爛為丸先吞*），3 劑。此後，凡見上熱無制，即服 3 劑。

方2：漂海藻、昆布、生半夏、鮮生薑、玄參、天花粉、海蛤殼、牡蠣、黃藥子、木鱉子、白花蛇舌草、夏枯草、生薏苡仁、重樓各30克，大貝、麥冬、桃杏仁各5克，白參（另燉）、五味子、山慈菇、山豆根各10克，竹瀝2匙，全蠍12隻，蜈蚣4條，上沉香1.5克，明雄黃1.2克（研粉吞服）。

上方，前3個月每旬服7劑，無大加減，至9月底，兩方共服70劑，全身脂肪瘤消失，右頸轉移灶縮小2/3，甲狀軟骨上下之腫物亦明顯縮小。血性涕消失，痰聲轆轆偶見，動則暴喘之狀可減三四。

患者服至1979年6月，因天漸熱，停藥3個月，共服百劑。喘息已很輕微，可到鄰家串門。右頸轉移灶縮小至杏核大。至1980年3月，所有腫物全部消失。計經治18個月，服藥300劑，其中引火湯約占1/4。

[**病案3**]李老治胃小彎癌案

1982年夏李老於慶陽治療陳某，男，60歲，西安市雁塔區農民。陳某經西安某醫院病檢，確診為胃小彎癌（4cm×4cm），已辦住院。自知年邁患癌，生死難卜，故術前專程來慶陽，與胞姐見最後一面，順便請李老診治。

李老遂詢知患者食入即吐，痰涎如湧。便燥，三五日一行，下結如羊糞球，落地有聲。面色灰滯，消瘦，病未及3個月，體重下降15公斤。然患者神志清朗，與李老同桌進餐，食慾頗佳，聲若洪鐘，喜笑言談，頗饒風趣。

李老言接觸癌症病人可謂多矣，似此類性格者，卻百不見一。胸懷豁達，便易措手。診脈弦滑，舌紅，中有黃厚膩苔，邊尖有瘀斑。患者一生嗜食肥甘，嗜酒如命，此必濕熱釀痰，阻塞氣機，日久化毒，積為有形癥積，所幸正氣未衰，可以用攻。但李老考慮患者畢竟高齡，佐以扶正：

　　赭石末 50 克，漂海藻、生甘草、玄參、牡蠣、醋鱉甲、木鱉子、黃藥子、生半夏、鮮生薑、白花蛇舌草、夏枯草、萊菔子（**生炒各半**）各 30 克，旋覆花（包）、醋柴胡、山慈菇各 15 克，紅參（**另燉**）、五靈脂各 10 克，全蠍 11 隻，蜈蚣 4 條，紫硇砂 3 克，明雄黃 0.3 克（**研末沖服**）。煎取濃汁 400 毫升，兌入蜂蜜 100 克、薑汁 10 毫升煎 3 沸，日分 2 次服，30 劑。

　　另，隔日沖服兒茶 2 克。

　　患者按上方服至 5 劑後，大便通暢，進食不吐，已與平日無異。自備槐耳，每日煎湯代茶。不久，李老赴蘭州，輾轉返晉，便與患者失去聯繫。

　　後至 1984 年 1 月 7 日，其姐患肝癌，到靈石找李老診治。李老詢其內弟病情，據云在慶陽服完湯劑，調養月餘，在地區醫院鏡檢，發現瘤體消失，食納如常，體重恢復，已返陝照常參加農事勞作。

　　從上例可見攻癌奪命湯之多種變方，對辨證屬於痰核、痰毒，痰瘀互結，熱毒熾盛，毒入血分，全身中毒症狀嚴重之多種惡性腫瘤，稍加化裁，即可泛應曲當，收到滿意的近期療效，尤對頭頸部、淋巴系統、消化道癌腫有殊效。

值得一提的是，此患者病後曾長期以槐耳代茶飲。據云，此為陝西某地一位民間老中醫所傳：「槐耳可消一切腫塊，治噎膈、五色帶、崩漏、痔血。」所列症狀，似與食管、胃、子宮、直腸等癌腫有關。查《本草綱目》槐耳條下載：「又名槐菌，槐蛾。苦，辛平，無毒。桑、槐、楮、榆、柳五木耳，大率性味相近。主治五痔，脫肛，崩中下血，癥瘕結聚，男子痃癖……利五臟，宣腸胃氣，排毒氣。」似有扶正抗癌作用，值得進一步探索。

李老曾言，晚期病人，大多邪實正虛，運用攻癌奪命湯方，當調整攻補比例。癌毒熾盛，危及生命，攻邪為先；奄奄一息，無實可攻，但扶其正。攻與補皆為調動人體自身抗癌潛能，攻法運用得當，可以掃蕩癌毒凶焰，撥亂反正，邪去則正安；補法運用得當，則可以增強人體免疫力，養正積自消。

然攻邪切勿傷正，本方含有大隊苦寒之品，脾胃怯弱者，可小其劑，並以上肉桂溫熱靈動之品反佐之，以保護脾胃為第一要義。有胃氣則生，反之，胃氣一傷，百藥難施。

癌症重病，久病必傷腎，故加腎四味鼓舞腎氣，立見轉機。腎為先天之本，生命之根，萬病不治，求之於腎。邪與正，一勝則一負。

治癌是持久戰，正勝邪卻，暫時的緩解，瘤體的消失，不等於癌毒的徹底消滅。一旦人體正氣有虧，癌毒又將成燎原之勢，正所謂「爐煙雖熄，灰中有火」，故除惡務盡，以防死灰復燃。

附：陳長青治腦瘤術後轉移案

葉某，男，15歲，2012年2月13日初診。

患者於2009年1月因突發劇烈頭痛、嘔吐，在廣州某醫院診：顱內生殖細胞瘤，並行加馬刀及放射治療後好轉出院。2011年5月復發，再入院行PEB方案化療28次。2012年2月13日MRI提示：鞍區生殖細胞瘤較前明顯縮小，但腦橋出現異常強化灶，考慮腫瘤顱內轉移。

首先，對患者進行五行體質分析：

1.先天本源體質：木平、火強、土平、金平、水平。

2.後天習性疊加體質：木平、火平、土平、金平、水平。

刻診發現患者左眼視野缺損，畏寒殊甚，納差，飽脹感，口乾，尿頻量多。面色萎黃，形體消瘦，體重36公斤。脈沉微，甲床淡灰色，右側舌絡稍長。舌印（-），腮印（+），甲印2個溶合末期。

綜合辨證分析，患者屬於寒痰瘀毒，凝聚入腦。

筆者運用攻癌奪命法的基本思想，開具處方如下：

1.炮附片30克，乾薑30克，白朮15克，油桂10克（後下10分鐘），黨參30克，黃耆15克，陳皮10克，砂仁15克（後下10分鐘），川芎6克，白芷6克，炒荊芥穗3克，全當歸6克，天麻10克，枸杞子15克，僵蠶15克，全蠍10克，蜈蚣3條，土鱉蟲6克，蟬蛻6克，露蜂房10克，海藻30克，莪朮10克，檳榔10克，二丑各10克，7劑。

用法：加冷水1800毫升，後下砂仁、油桂，文火煮取

300毫升，上午10∶00、下午4∶00各溫服150毫升。

2. 化毒丹3粒，凌晨空腹蜂蜜水送服。

3 核桃樹枝50克，每天1次，煮雞蛋吃。

2月20日二診：患者服上方後食慾稍增，矢氣多，精神好轉，仍畏寒、尿頻，大便1～2天1次。甲床呈淡灰色。脈沉細，左側舌絡稍細長。舌印（-），腮印（+）。

開具處方如下：

1. 守方去僵蠶，加黨參、檳榔、二丑各5克，大黃6克，減砂仁、枸杞子為各5克。服法同上方。

2. 化毒丹3粒，凌晨空腹蜂蜜水送服。

3. 核桃樹枝50克，每天1次，煮雞蛋吃。

4月18日三診：患者服腦瘤湯、化毒丹1個月後食慾轉好，視力暫無改變，仍有飽脹感，大便日1次。

開具處方如下：

1. 炮附片30克，乾薑15克，紫油桂10克（後下10分鐘），土炒白朮15克，黨參30克，陳皮10克，雲木香6克，陽春砂仁3克（嚼服），川芎6克，香白芷3克，炒荊芥穗3克，天麻10克，枸杞子10克，僵蠶15克，蟬蛻6克，土鱉蟲10克，醋三棱15克，醋莪朮15克，製蜂房15克，全蠍10克，蜈蚣2條，生南星15克，生半夏15克（打），生薑15克（切），九節菖蒲10克，海藻15克，炙甘草10克，檳榔15克，牽牛子15克，生大黃6克，芒硝6克（化入），30劑。

用法：加冷水2000毫升，後下油桂，文火煮取300毫

升,分 2 次溫服。

2. 紫河車 200 克,新開河參 50 克,生三七片 50 克,鹿茸粉尖 50 克,蛤蚧小 3 對,黃琥珀 50 克,斗湖膠 100 克(蛤蚧粉炒)。共研細粉,每次 5 克,飯前、晚睡前各服 1 次。

四、五診治同前,略。

7 月 30 日六診:2012 年 7 月 29 日,患者於某醫院做核磁共振檢查顯示:鞍區生殖細胞瘤放療術後,腦橋背側強化灶較前縮小,餘無明顯變化。此時患者身高 163 公分,體重 39 公斤,較前增加 3 公斤。胃納好,視力無明顯變化,左耳聽力較差,口瘡無復發,大便日 2～4 次。舌淡紅苔薄白膩,左舌絡稍粗長,脈細滑。舌印(-),腮印(+),甲印 2 個。

脈證合參,開具處方如下:

1. 守上方,去油桂,減枸杞子為 5 克,炮附片為 15 克。
2. 化毒丹 3 粒,凌晨五點半溫水送服。
3. 核桃樹枝 100 克煮雞蛋吃。

七、八診治同前,略。

2013 年 3 月 16 日九診:3 月 10 日,患者於廣州某醫院再次做核磁共振診斷顯示:鞍區病灶較前縮小,原腦橋背側強化灶消失。身高增至 165 公分,體重增至 47 公斤。眠、納均可,左眼視野仍有缺損,服藥期間大便日 2～3 次。舌淡紅略胖,苔根白膩,舌絡稍粗。脈沉緩。舌印(+),腮印(+),甲印 2 個。守上方不變。

十診治同前,略。

10月12日十一診：患者左眼視力仍有缺損。10月4日核磁共振顯示：鞍區病灶同3月10日相比較無變化，餘未見異常強化灶。身高165公分，體重47公斤。眠納均可。舌淡暗紅略胖，苔根薄黃膩，舌絡細，脈沉緩。舌印（+），腮印（+），甲印2個。

開具處方：

1. 守上方，加川芎4克。
2. 化毒丹3粒，凌晨5：00溫水送服。
3. 紫河車200克，新開河參50克，生三七片50克，鹿茸50克（黃酒炙），蛤蚧（特大）3對（去頭、足，黃酒炙），血琥珀50克，斗湖膠100克（蛤粉炒珠）。

用法：共研細粉，每次5克，早飯前、晚睡前溫水送服。

至2017年，筆者曾回訪患者，被告知過往3年頭痛基本未發作過，但仍在間斷性地做康復理療，左眼視野仍有缺陷，身高165公分，體重增長到50公斤，可以做一些輕體力勞動。

此患者經過前後近一年半時間的治療，取得了較為理想的效果，此案帶來的最大的啟示便是「對病治療是核心」。

攻下承氣法

一、攻下承氣法的原理

李老號稱「救命先生」，其發明的破格救心湯、攻下承氣湯等，讓我們中醫擺脫了「慢郎中」的帽子，使中醫在臨床上真正能夠治療急危重症。

本章所講解之攻下承氣法的主要適應證是急腹症，其在臨床上的意義與破格救心法是可以等量齊觀的。

「汗、吐、下」三法歷來是中醫祛邪救命的重要手段，其中攻下法尤為重要。《傷寒論》中醫聖張仲景所創的「陽明三急下」和「少陰三急下」開闢了攻下承氣法的先河。

攻下承氣法所救的其實就是胃氣。《黃帝內經》中提道：「出入廢，則神機化滅，升降息，則氣立孤危」「六腑者，傳化物而不藏，故實而不能滿。」

胃屬六腑之一，主受納、司傳導，以通降為順。一旦所食之水穀積滯於胃、小腸、大腸，就會形成積食、宿食、積滯、痰濁等，成為有形的實邪，進而影響六腑的功能。如果宿食積滯，再受寒濕，外感六淫，導致胃腸（六腑）氣機不能下降，穢濁糟粕無法正常排出，便會出現「濁陰不降，清

陽不升」的情況。而水穀精微無以化生，會進一步出現「升降息，氣立孤危」，產生一系列嚴重的危急之候。故此時需「急下」以救胃氣。

　　張仲景在《傷寒論》中開創了攻下承氣法的先河，發明了三首承氣湯方：大承氣湯、小承氣湯及調胃承氣湯。從攻下的作用來看，大承氣湯明顯強於小承氣湯，調胃承氣湯的作用較之小承氣湯更輕，三首方在層次上存在著遞進的關係。

　　李老在此基礎上又進一步發明了攻毒承氣湯、加味通淋散、滌痰清腦湯、辟穢解毒湯等，拓展運用攻下法來救治各種急腹症，包括急性闌尾炎、急性胰腺炎、急性膽囊炎、急性尿路感染、重症精神分裂症等。

二、攻毒承氣湯方組成、功效及典型案例

【組成】

　　金銀花240克，連翹、生薏苡仁、赤芍、桃仁泥、厚朴、生檳榔、芙蓉葉、蘆根各30克，冬瓜仁60克，生大黃45克（**酒浸一刻，取汁入藥**），牡丹皮、枳實各15克，皂角刺、炮甲珠、白芷、甘草各10克，廣木香、沉香各3克磨汁兌入。

【煎服法】

　　加水過藥2寸，加白酒130毫升，浸泡40分鐘，加速藥物分解，然後以武火急煎10分鐘，取汁混勻得1000毫升，與硝菔通結湯混合，每隔2小時服300毫升，連續服用，以

通為度。

【功效】

此方以張仲景《金匱要略》中的大黃牡丹湯為底方加味而成。其中破格重用金銀花，金銀花擅治一切大小癰疽腫毒惡瘡（化膿性感染），屬瘡毒聖藥。芙蓉葉可消腫排膿止痛。同時再加入生薏苡仁、冬瓜仁，即仿千金葦莖湯之方義。

此外，還添加了一個方子——透膿散。透膿散由炮甲珠和皂角刺組合而成。

上述諸藥疊加，便達到了清熱解毒、排膿止痛的功效。再以廣木香、沉香磨汁兌入，可行氣消腫。而生檳榔除有行氣消腫之功效外，還有利水的作用。再配以硝菔通結湯破滯氣、通腑實，毒隨便泄，沉痾立癒。這便是李老組方的原意。

若與大柴胡湯合方，重用柴胡125克，加金鈴子散（沖服），可於40分鐘之內阻斷病勢，使急性胰腺炎痛止腫消，血常規基本復常，有效挽救患者生命。

攻毒承氣湯配合張錫純的硝菔通結湯是李老治療急腹症的一大殺手鐧。

以下，選取李老運用攻下承氣法之驗案數則，以幫助讀者體會臨床應用之效力。

【典型案例】

[病案1] 李老治闌尾膿腫合併腸梗阻案

任某，女，48歲。1964年8月14日病危，其子何某從村中下山邀李老出診。

李老隨其一路急行，午前方抵村。入室診視，見患者取右側位臥於炕上，痛苦呻吟，頻頻嘔吐穢臭黏涎，其中夾有糞便，豆粒大之汗珠從頭部淋漓滴下。右腿彎曲不敢稍伸，闌尾部有約饅頭大之包塊隆起，外觀紅腫，痛不可近。捫之灼熱，有波浪感。腹脹如甕，陣陣絞痛，已3日未便，亦不能矢氣，小便赤熱刺痛。高熱寒顫，叩齒「咯咯」有聲。腋下體溫39.5℃。口氣穢臭，舌黑起刺、乾澀。

僅從外觀，李老已可斷為腸癰膿成，熱毒壅閉三焦、陽明腑實之關格大症。乃建議即刻護送患者至縣醫院手術治療，但患者畏懼開刀，寧死不去。全家又苦苦哀求，李老只好設法搶救。

李老曾談及在1939年，他曾在該村，知患者素體康健，病雖5日，未見虛象。但症已危急，往返需2小時始可取藥。情急之下，從電話口授一方，囑大隊保健站火速派人送藥上山：

（1）生白蘿蔔2.5公斤，玄明粉120克，上二味藥加水5000毫升，置飯鍋內同煎，分3次入蘿蔔，待煮熟一批，撈出再換一批，得汁濃縮至500毫升，備用。

（2）拙擬**攻毒承氣湯加味**：金銀花240克，連翹、生薏苡仁、赤芍、桃仁泥、厚朴、生檳榔、芙蓉葉、蘆根各30克，冬瓜仁60克，生大黃45克（**酒浸一刻，取汁入藥**），牡丹皮、枳實各15克，皂角刺、炮甲珠、白芷、甘草各10克，廣木香、沉香各3克磨汁兌入。

加水過藥2寸，加白酒130毫升，浸泡40分鐘，加速藥

物分解,然後以武火急煎 10 分鐘,取汁混匀得 1000 毫升,與方(1)混合,每隔 2 小時服 300 毫升,連續服用,以通為度。

(3)李老先予患者舌下金津、玉液、尺澤(雙)、委中(雙)刺泄黑血;闌尾、足三里、內關行提插捻轉瀉法,強刺留針。

待藥取回,患者嘔吐已止,絞痛減輕。下午 6:00,患者順利服下 300 毫升。2 小時後腹中絞痛,上下翻滾,腹中陣陣雷鳴,頻頻打嗝矢氣。此為佳兆,幸得三焦氣機升降已復,乃一鼓作氣,再進 500 毫升,患者欲便,取針後仍未便下,但痛脹已大為鬆緩。

患者於夜 11:00 又進 300 毫升,至夜半 2:00,便下黑如污泥,極臭,夾有硬結成條、塊狀糞便及膿血狀物一大便盆。隨即索食細麵條 1 碗(已 2 日未進食),後安然入睡。

李老在病家守護一夜,次晨診之,闌尾部之包塊已消,仍有壓痛。舌上黑苔通淨,六脈和緩從容,體溫 37℃。

予《辨證奇聞》所述「清腸飲」,倍薏苡仁,加芙蓉葉、炮甲珠、皂角刺以清餘邪:金銀花 90 克,當歸 50 克,地榆、麥冬、玄參、生薏苡仁、芙蓉葉各 30 克,黃芩、炮甲珠、皂角刺、甘草各 10 克,3 劑而癒。

李老言:「闌尾炎因失治而成膿腫,甚至合併腸梗阻,在窮鄉僻壤、缺醫少藥地區,並非偶見。此例病經 5 日,用青黴素未能控制,症情危急。」

若闌尾穿孔,易合併腹膜炎或膿毒敗血症,其腸梗阻亦

頗嚴重。現代醫學認為，二者若見其一，已非保守療法適應證。

但李老一生治癒此等急險重症卻不計其數，且全部成功，無一例失敗。擅治急症，是中醫學的特色之一。而且見效快，費用少。如此大症，前後不出 10 小時，費用不過數元。

[**病案 2**] 李老治化膿性闌尾炎合併重症腹膜炎

楊某，14 歲。1984 年 9 月 16 日半夜 2：00 急診入院。確診為「急性化膿性闌尾炎合併瀰漫性腹膜炎」，白細胞計數 15.9×10^9/L、中性粒細胞 90%，經輸入大劑量青黴素不能控制病情。高熱 39.5℃，持續不退，神志昏糊。本已定手術，然家長不同意。17 日請中醫協治。李老見證如上，思慮恐有熱毒攻心犯腦之虞。

遂予**增損攻毒承氣湯**釜底抽薪，清熱解毒排膿：金銀花 120 克，桃仁、牡丹皮、紫草各 15 克，生石膏 30 克，冬瓜仁 60 克，生大黃（後下）、甲珠、皂角刺、甘草各 10 克，蚤休 15 克，生薏苡仁 45 克，芒硝 24 克（沖），三七粉 10 克（沖）。

上方 2 劑，日夜連服，2 小時 1 次，得暢瀉，去芒硝。

9 月 18 日二診：患者熱退，闌尾壓痛及滿腹劇痛已退八九。改投《辨證奇聞》清腸飲，2 小時 1 次。

9 月 19 日三診：腫痛全消，已能起床。前方再進 1 劑。

9 月 20 日痊癒出院，帶清腸飲，2 劑以清餘毒。

[**病案 3**] 李老治急性子宮內膜炎案

郭某，女，31歲，煤礦工人家屬。1967年10月9日急診。患者於經淨次日去公共澡堂洗澡，當晚即感少腹脹痛如針刺，黃帶穢臭、灼熱，腰痛，夜半時開始寒顫高熱如瘧，體溫39.5℃，自服鎮痛片、四環素6片後得汗，入睡。當日晨起床後頭痛嘔吐，體溫回升至39.7℃。

礦醫院注射青黴素80萬單位10支、安乃近2支，又得緩解。12時起頭痛如破，噴射狀嘔吐，高熱達40℃。黃臭帶增多，夾有血水，少腹絞痛不可近，神志昏迷，牙關緊閉，時時抽搐。脈滑數搏指，苔黃厚膩，口中惡臭。

礦醫院診為急性子宮內膜炎、盆腔膿腫，已發展為膿毒敗血症。症情險重，建議迅速送縣醫院搶救，然患者之夫劉某則堅持用中藥治療。

李老乃先以三棱針重刺十宣出血，雙尺澤抽取黑血10毫升，針瀉素髎、合谷，患者全身透汗，甦醒，嘔吐亦止。

李老遂書簡要方案：症由經後洗澡，穢濁不潔之物侵入前陰，濕熱化毒，結於胞宮血室，熱極動風，上犯神明。

擬攻毒承氣湯掃蕩熱毒，以剎病勢而挽危急：

金銀花240克，芙蓉葉、連翹、生大黃、柴胡、生薏苡仁各30克，蒼朮、黃柏、重樓、牡丹皮、紫草、桃仁各15克，冬瓜仁60克，漏蘆12克，炮甲珠、甘草、車前子（**包**）各10克，川楝子30克，醋延胡索6克（**研粉沖服**），芒硝30克（**另包**），白酒100毫升。

冷水浸泡1小時，急火煎沸10分鐘，得汁3000毫升，

每服 300 毫升，2～3 小時 1 次，每次沖化芒硝 10 克，沖服延胡索粉 1.5 克，得瀉 2 次後，去芒硝不用。一鼓作氣，不分晝夜，按時連服，以阻斷病勢。

患者於晚 7 時服藥 1 次，8：00 許暢瀉惡臭便 1 次，腹痛止。9：00 繼服 1 次，11：00 體溫降至 38.5℃，黃帶變稀。夜半 2：00，體溫 37℃，患者入睡。

李老守護觀察一夜，至次日天亮，共服藥 6 次，約 1 劑的 2/3，諸症已癒八九，囑餘藥棄去不用，改投清腸飲 3 劑。

李老返回保健站時，患者已能出門送行。患者自開始服藥至基本痊癒，歷時 12 小時，藥費不足 10 元。

李老後總結，用此方經治多例危重急腹症，取得成功經驗之後，將上方定型，定名為「攻毒承氣湯」。歷 30 年，資料散失不全，難做精確統計。

除上述病症外，將本方施用於急性胰腺炎、重症肺膿腫、可疑肝癰、外科創傷毒血症等，均治癒。

由於本方是從農村配藥困難角度出發的，意在以 1 劑藥在 20 小時內解決一個大症，故用量過大。90% 以上的病人不待 1 劑藥服完便已基本痊癒。

[**病案 4**] 李老治急性膽道蛔蟲症併發急性胰腺炎案

劉某，女，46 歲，1983 年 12 月 2 日急診入院。經內、外科緊急處理，不能控制，請中醫會診。

患者於前一日早飯後右上腹絞痛，頻頻嘔吐，下午 4：00 吐出蛔蟲 1 條，劇痛部位擴展至右上腹，疼痛劇烈，一度

休克，注射哌替啶1支未效。

當日持續性、陣發性絞痛加劇，滿腹拒按，手不可近，反跳痛，寒熱如瘧，體溫39℃，經查血常規白細胞計數$1.85×10^9$/L，中性粒細胞90%。

李老給予初步診斷：急性膽道蛔蟲症合併急性胰腺炎。

醫院已輸大劑量青黴素靜滴，然患者高熱不退，劇痛、嘔吐不止。當時，醫療器材有限，未能做血清澱粉酶測定，但已見急性胰腺炎之三大主症，病勢險重，如果轉院，則勢必延誤病機，決定中西醫結合進行搶救。

李老詢知患者嗜食肥甘酒酪，內蘊濕熱，診脈沉弦數實，苔黃厚燥，口苦、口臭。近日食滯，已7日不便，復加蛔蟲內擾，竄入膽道，而致胰腺發炎。邪熱壅阻脾胃肝膽，已成熱實結胸、陽明腑實重症，遂擬方如下：

（1）於舌下金津、玉液穴刺瀉黑血，雙尺澤穴抽取黑血2毫升，左足三里、右陽陵泉透陰陵泉，行提插捻轉瀉法，留針半小時。

以上法疏瀉膽胃瘀熱而止痛，針後嘔吐止，劇痛緩解。

（2）擬攻毒承氣湯合大柴胡湯、烏梅丸化裁，清熱解毒，通腑瀉熱，掃蕩血毒：

柴胡125克，黃芩45克，生半夏60克，杭白芍45克，枳實、牡丹皮、大黃（**酒浸後下**）、檳榔、甘草各30克，桃仁泥15克，冬瓜仁60克，烏梅30克，川椒、黃連各10克，細辛15克，金銀花90克，連翹45克，芙蓉葉30克，芒硝40克（**分沖**），鮮生薑75克（**切**），大棗12枚。

加水 2000 毫升，浸泡 1 小時，急火煮沸 10 分鐘，取汁 600 毫升，化入芒硝，加入蜂蜜 60 克、薑汁 10 毫升，3 次分服，3 小時 1 次，日夜連服 2 劑，以阻斷病勢。

12 月 3 日二診：從 2 日 11：40 開始服藥，至 12：30，患者腹中雷鳴，頻轉矢氣，嘔止，痛去十之七八，仍無便意。令所餘 2 次藥汁一併服下，至下午 2：40，暢瀉黑如污泥，極臭、極熱，夾有如羊糞球大便 1 大盆及蛔蟲 3 條，痛全止，熱退淨。

囑其第 2 劑藥去芒硝，於夜 12：00 前分 3 次服完。至夜 10：00 又暢瀉 2 次，瀉下蛔蟲 1 團，安睡一夜。

當日化驗血常規已無異常，熱退痛止，全腹柔軟，患者要求出院。脈仍滑數，予上方 1/4 量 2 劑，以清餘邪。

李老總結，現代醫學所稱之膽道系統疾病（**膽道蛔蟲症、急性膽囊炎、膽石症**）及胰腺急性炎變所出現的症狀，如胸脇劇痛、手不可近、嘔吐不止、寒顫高熱等，與《金匱要略》蛔厥、《傷寒論》「熱實結胸」「結胸發黃」、大陷胸湯證、大柴胡湯證之論述基本合拍。故以大柴胡湯為核心組方，正是最佳方案。

經治急性胰腺炎 6 例，急性膽囊炎、膽石症、膽絞痛（**加大葉金錢草 120 克，雞內金、鬱金各 30 克**）70 餘例均癒。本例合併膽道蛔蟲症，故加烏梅、川椒、黃連、細辛、蜂蜜為引，半小時後以芒硝 20 克瀉之，1 劑即解。

針刺與放血，在止痛、止嘔、退高熱方面起到了頓殺病勢的效果，為辨證用藥掃清了障礙。

【拓展運用】

攻下承氣法，除了可治療急腹症以外，其拓展應用亦很廣泛。李老自己便做了一些示範，他據此發明了兩首方子，一為滌痰清腦湯，二為辟穢解毒湯。

1. 滌痰清腦湯

生石膏 200 克，牡丹皮、紫草各 15 克（前三藥代犀角），大黃、芒硝（沖）、黃芩、黃柏、煅礞石、生鐵落、夜交藤各 30 克，菖蒲、鬱金、生桃仁、紅花各 15 克，生地黃 45 克，黃連 10 克，天竺黃 10 克，膽南星 10 克，甘草 10 克，竹瀝 1 瓶（兌入），人工牛黃 2 克（沖），青黛 15 克（包）。

滌痰清腦湯是李老於 20 世紀 60 年代末所創之方，原方有犀角，以生石膏、牡丹皮、紫草代之，亦效。

李老曾用此方治 40 餘例，多數在 1 週內康復，無復發。

[病案 1] 李老治青年期精神分裂症案

楊某之女，20 歲，經前突然發狂，打鬧怒罵，不避親疏。眼神混濁、呆滯、目赤，舌尖赤，苔黃厚，舌左瘀斑成條，脈沉滑。

縣醫院內科診為「青年期精神分裂症，狂躁型」，用強力安眠鎮靜劑無效。辨為心火亢盛，夾瘀血、痰熱上攻，李老擬「滌痰清腦湯」加祛瘀之品：

生石膏 200 克，牡丹皮、紫草各 15 克，大黃、芒硝（沖）、黃芩、黃柏、煅礞石、生鐵落、夜交藤各 30 克，菖蒲、鬱金、生桃仁、紅花各 15 克，生地黃 45 克，黃連 10

克，天竺黃 10 克，膽南星 10 克，甘草 10 克，竹瀝 1 瓶（兌入），人工牛黃 2 克（沖），青黛 15 克（包）。

上方服 2 劑，患者經通，下黑血塊甚多，神清，打鬧止，夜可安睡，又連服 7 劑，每次瀉下膠黏狀大便 3～4 次。

患者後恢復學業，李老曾追訪至其參加工作，得知未再犯。

本型病人多由五志過極化火，夾痰上攻神明所致，用藥寒涼攻瀉，癒後當調理脾胃以杜生痰之源，愉悅心情，以免復發。

2. 辟穢解毒湯

辟穢解毒湯主要用來治療疫毒痢，即傳染性痢疾。過去，痢疾是發病率非常高的傳染病，尤其是在 20 世紀 80 年代以前，農村衛生條件差，糞便得不到及時有效的處理，很容易造成傳染，像瘟疫一樣傳播，所以中醫把這種痢疾稱為疫毒痢。過去小孩子死於疫毒痢的非常多。1975 年秋，靈石城關地區曾有暴發流行，偏僻山村有不及救治而死亡者。

李老當年便自創「辟穢解毒湯」，經城關公社推廣運用，經治者皆癒，無一例死亡。

金銀花 60 克，白頭翁 30 克，香薷、藿香、佩蘭、川連、肉桂、牛蒡子（炒搗）、甘草各 10 克，白芍 30 克，炒扁豆 12 克，菖蒲 12 克，酒大黃 15 克。

用法：加冷水 750 毫升，浸泡 1 小時，急火煮沸 10 分鐘，濾汁，多次小量頻服，中病則止，不必盡劑。

[**病案 2**] 李老治疫毒痢案

田某之長孫，3 歲。1975 年 8 月 8 日 16：00 突然昏厥，高熱達 40℃，腹痛哭鬧，瀉下穢臭膿血，手足抽搐，已昏迷 2 小時。

李老以三棱針重刺十宣、十二井出血，患兒全身透汗，隨即甦醒。驗舌黃膩，紫紋直透命關，口中臭氣薰人。

當時正值中毒性痢疾流行，李老即疏「辟穢解毒湯」方：

金銀花 60 克，白頭翁 30 克，香薷、藿香、佩蘭、川連、肉桂、牛蒡子（炒搗）、甘草各 10 克，白芍 30 克，炒扁豆 12 克，菖蒲 12 克，酒大黃 15 克，1 劑。

加冷水 750 毫升，浸泡 1 小時，急火煮沸 10 分鐘，濾汁，多次小量頻服，中病則止，不必盡劑。

患兒晚 20：00 服藥 1 次，約 10 分鐘，汗出，熱退，神清，隨之瀉下穢臭便 2 次。當晚零時許約服 1 劑的 2/3，痢止病癒，餘藥棄去不用，後癒。

以上，筆者對李可老中醫的攻下承氣法，以及李老對攻下承氣法拓展應用下發明的兩首驗方進行了介紹，此法適用範圍廣泛，療效突出。

李老曾言：「凡用經方治大症，一要辨證得當，見機即投，不可猶豫。二要掌握好經方的基礎有效劑量，一次用足，大劑頻投，日夜連服，方能阻斷病勢，解救危亡。」李老意以原方折半計量為準。

此點已為 20 世紀 80 年代後考古發現之漢代度量衡制所證實。即漢代一兩，合現代 15.625 克，上海柯雪帆教授已

有相關專著，並經臨床驗證，真實可信。以此量治危重急症，可收到一劑知、二劑已，攻無不克之奇效。低於此量則無效，或緩不濟急，貽誤病機，誤人性命！

回顧中醫史上，自明代醫界流行「古之一兩，即今之一錢」之說始，數百年來，已成定律。習用輕劑，固然可以四平八穩，但卻閹割了仲景學術的一大特色。沿襲至今，遂使中醫優勢變為劣勢，丟掉了急症陣地。

只有革除這一陋習，走出誤區，奮起直追，努力發掘經方的奧秘寶藏，立足實踐，培養並造就一批有膽有識、能治大病、能獨當一面的青年中醫隊伍，才是當前復興中醫的當務之急。這亦是李老對我輩的殷切期待。

扶正托透法

一、扶正托透法的原理和使用要點

李老對扶正托透法的研究可謂非常深入。他常言：「善治者，治皮毛，上工救其萌芽。」這亦是《黃帝內經》中的明訓。所以我們在治病的過程中，當知：病之來路，即是病之去路。足太陽膀胱經為人身的第一道防線，主一身之最表層，外為督脈所居；胸中為心之宮城，也就是我們的心包；最裏層是足少陰腎經，是生命之本源。

所以我們治病的時候，首先要護住最表層第一道防線。如果達到了最底層，深入了少陰腎，進入了心之宮城，就很難治了。若邪氣已經進入了三陰，進入了少陰心、少陰腎，那便必須使用托透法。

李老曾言：「三邪入侵，膀胱經既是入路，亦是去路。」風、寒、濕三邪由皮毛腠理到經絡、到臟腑，由表入裏，由淺入深，正虛無力祛邪外出，累累受邪，層層積壓，遂成痼疾。

入肝、脾、腎，這是三邪入了三陰的本臟。治法當扶正為先，正氣漸復則病已。當用托透之法，使伏邪漸次由裏出

表則癒。若是燥邪、火邪，其治法又有所不同。

所以，扶正托透法的理論依據便是：病之來路，也是病之去路。其本質是因為肝、脾、腎三臟的陽氣不足，寒氣太盛；所以治療可以採取托透法，讓伏在三陰的邪氣由裏出表，這便是托透法的基本思路。

值得注意的是，在運用托透法的過程中，要分層次，相機而為。有一條重要的原則——「三陰統於太陰」。太陰脾臟與胃相表裏，胃氣即中氣，為後天之本，有胃氣則生，無胃氣則死；治病需以顧護中氣為第一要義，只有保住中氣的斡旋運轉，五臟方能得到滋養灌溉；運中土，溉四旁，先天腎氣才能夠得以生生不息。因此，我們在運用托透法的過程中，要掌握托透的時機，掌握托透的根本要點。其中：

第一個要點：一定要顧護中氣（即胃氣）

若胃氣不足，用托透之法不僅無法將邪氣外托，甚至可能不及施救患者便撒手人寰了。這便是「有胃氣則生，無胃氣則死」的道理。所以要時刻顧護胃氣，只有把胃氣補足，才能夠進行下一步的托透。

第二個要點：要相機而為

待到患者正氣恢復或充足，方可加強托透之力。若胃氣已衰，腎氣虛弱，此時托透，不僅達不到目的，反而可能會起到反作用。彭子益在其圓運動學說中也特別重視腎氣，重視命門之火。他認為「少陰腎氣（命門之火）是陽氣之根。陽根一拔，中氣無根，亦死」。因此，除顧護中焦胃氣之外，還要特別顧護陽根，顧護腎氣，顧護命門之火，此為陽氣之

根源。

　　只有明瞭以上機理，才能真正地理解托透法。我輩需謹記「中氣不衰，腎氣有根」，此為運用托透法的先決條件。

　　李老結合其幾十年行醫生涯總結出一條基本規律：現代人體質多虛，陽虛者十之八九，陰虛者百難見一。六淫之中，風、寒、濕邪危害十之八九，實熱證百分之一二。地域無分南北，國不論中外，全球如此，臨證萬萬不可大意。

　　第一是因為現代人慣常食用生冷冰凍，傷及脾胃及肺的陽氣；《黃帝內經》中講「形寒飲冷則傷肺」。

　　第二則是空調的普及，特別是南方地區多使用空調冷氣。

　　第三是熬夜，如今人民物質生活越發充裕，夜生活也變得極為豐富，尤其南方地區，一兩點鐘睡覺是常事，其實這樣都極其損傷人體的陽氣。

　　第四就是輸液。在不同的季節，輸液的液體常與人體體溫相差 10～20℃，此皆可視為寒邪、濕邪。

　　以上幾點都會導致寒濕之邪日益氾濫，因此才說風、寒、濕邪為害十之八九，這亦是現代人諸多疾病的病因。

　　過去人的病多以濕熱為主，如以廣東為代表的嶺南地區、以江浙一帶為代表的華東地區，病因多以濕熱為主。因為過去這些地區水網發達，溝壑縱橫，江河湖海環伺，氣溫高，濕熱交蒸，導致這些地方濕熱之氣極重。然而隨著生活品質的提高和生活習慣的變革，人們的生活環境也隨之改變，所以濕熱證、熱毒證大大減少，取而代之的是虛寒證的多發。故李老認為，地無分南北，國不論中外，全球如此。

這是李老對「六淫為害」的基本分析，以及對現代人體質的基本認識。這都直接導致《傷寒論》中經方的運用範圍、適應人群越來越廣。

以上，是基於對現代人體質的分析和病因的認識，對托透法的應用前提，以及本法之所以會被廣泛應用的原因分析。

此外，李老曾講到在治外感時，需謹記一條重要原則：一切外感必夾內傷。

內傷即陽氣不足，因此，麻黃湯、銀翹散、白虎湯絕不可用，唯有麻附辛加人參、烏梅、炙甘草，可顧護少陰腎氣、斂正氣，通治一切外感。在開表閉的同時，以固本氣為主，方屬於扶正托透法。

二、扶正托透法代表方——李可變通小青龍湯

變通小青龍湯是李老運用扶正托透法的其中一個代表方，也是一個治療咳喘的要方。

《李可變通小青龍湯治哮喘舉要》一文為李老於 2009 年 7 月 30 日在山東濟南經華卉典古中醫研究所親筆撰寫。

李老認為，醫聖的小青龍湯是治喘神劑，是破解世界醫學難題中之心、肺、腎危重急症的法寶之一。重新認識《傷寒論》，探索發掘其中每一方的奧秘，是傳承醫聖心法，復興中醫的奠基之舉，李老在世時的心願便是與青年一代共同完成這一歷史使命。

常言道：「外科不治癬，內科不治喘，治喘必丟臉。」

正說明哮喘病雖常見，但臨床治療效果卻不盡如人意。而李老則認為小青龍湯便是治療哮喘、咳喘等肺系疾病的神劑。在其幾十年的醫療生涯中，對此方進行了一系列的拓展，經過加味以後，形成了一個治療以咳嗽、喘息為主症的肺系疾病和其他疑難重症的法寶。

李老說，小青龍湯主症只「咳喘」二字，病在肺臟，日久由肺入腎。其病機為「本氣先虛，外寒內飲」。治療大法當為「發汗利水，表裏雙解」。

太陽經是病的來路，亦是病的去路。胸中為太陽經出入之路，又為肺臟安居之所，肺為水之上源，皮毛為肺之外竅，又是太陽經之循行通道。諸症當先解表，開太陽，宣肺竅，汗出則外寒由裏出表，小便自利，水飲自消，諸症自癒。

但臨床治病卻沒有這麼輕捷便當。由於人體本氣已虛，外邪屢屢入侵，寒邪由表入裏，由淺入深，正氣愈虛，邪陷愈深，層層藏匿於三陰之裏，終成痼疾。非得反覆扶正托透，否則伏邪難以盡出。

考慮到現代人全屬未病本氣先虛，更有甚者未病本氣先潰，因此，李老運用小青龍湯有以下變通之處：

1. 加附子45克，以四逆湯法駕馭小青龍湯，重症加生山萸肉90克，先防厥脫，使元氣固若金湯，則麻黃、細辛可解表利水，而無辛散過度之虞。

2. 加生曬參30克，使之成為四逆加人參湯，滋陰和陽，益氣生津，以制薑、夏之燥。重症則改投高麗參9～15克，研末吞服。緩緩提升下陷之中氣以定喘。

3. 加茯苓 45 克，成為小半夏加茯苓湯，另闢蹊徑，淡滲利濕，使浸漬心胸脾胃間之水飲從小便去，協助麻黃、細辛開玄府發汗，上下分消。

4. 為使本方成為治喘神劑，從射干麻黃湯中選入紫菀、款冬花「對藥」，以治「咳而上氣，喉間水雞聲（濕痰纏於喉間所發之痰鳴音）」。

紫菀、款冬花，本經中品，溫而不熱，潤而不燥，寒熱皆宜，百無禁忌。

《本草正義》中盛贊：「紫菀，專能開泄肺鬱，定喘降逆，宣通壅塞，兼疏肺家氣血。凡風寒外束，肺氣壅塞，咳嗆連連，喘促哮吼及氣火燔灼，鬱為肺癰，咳吐膿血，痰臭腥穢諸症，無不治之。而寒飲盤踞，濁涎膠固。喉中如水雞聲者，尤為相宜。」

款冬花與紫菀性味相近，仲景之後凡治肺痿、肺癰、咳嗽喘促諸方無一不將其列為主藥。

從近代滬上名家經驗中選入定喘要藥白果殼一味。所選白果，味甘，微苦，入肺、腎經。功能斂肺氣，定喘嗽，止帶濁，為痰喘要藥。其性收濇，表實者與麻黃同用，一散一收，治痰喘極效。白果有小毒，而白果殼善解白果毒，故凡用白果入藥，宜帶殼打碎入煎。

5. 凡見喉間痰鳴轆轆者，加竹瀝 60 毫升（3 次服）以稀釋滌除痰涎。

6. 痰喘實證，胸高息湧，窒悶欲死，加杏仁半升（55克），葶藶子半升（62克），大棗 30 枚，病退即去。

7. 肺心病合併呼吸衰竭、腦危象者，加麝香 0.3～0.5 克（首次頓沖，附子加至 100 克，另加山萸肉 120 克，生龍牡、活磁石各 30 克）。

8. 寒邪鬱久，入裏化熱，體溫 39℃ 以上者，加生石膏 250 克、烏梅 36 克，熱退即止後服，不必盡劑。

9. 方中麻黃有致瞑眩物質，令人一陣昏眩面赤如醉，除先煎去沫外，可加等量之蟬蛻，可免此弊。

三、小青龍湯的主治

李老綜合歸納分析《傷寒論》《金匱要略》的論述，認為小青龍湯的主治證候主要有以下特徵。

1. 傷寒表不解，心下有水氣，乾嘔，發熱而渴，或渴，或利，或噎，或小便不利，少腹滿，或喘者，小青龍湯主之。其脈必見緊、弦。

2. 病溢飲者。溢飲者的病機是水氣不化，流於四肢、肌膚，身重如帶五千錢，腫脹，此為其病機和表現。其根本病機即為水氣，水氣流溢四肢、肌膚才產生了沉重脹腫。對這些症狀的治療，大青龍湯主之，小青龍湯亦主之。大青龍湯可治療飲邪較重者，飲邪較輕者用小青龍湯治之。

3. 咳逆倚息不得臥，此方主之。咳逆即氣逆，並非單純的咳嗽，咳逆者有氣上逆，有哮鳴音，張口抬肩擷肚，危困欲絕，端坐呼吸，不能平臥，是為哮喘重症，小青龍湯主治之。

4.「婦人吐涎沫,醫反下之,心下即痞,小青龍湯主之」。在張仲景的時代,醫生大部分治法都是「汗、吐、下」三板斧。誤用下法,不僅痰飲未除,反致心下痞滿。此時患者心下、胃中有痰飲,屬於壞治。張仲景便提出用「瀉心湯主之」,半夏瀉心湯和之。

李老認為,此時如用大附桂理中湯,直奔太陰本臟,效果更佳,能夠一舉拔除痰飲之根,溫補釜底之火。因此,我們既要傳承,也要發揚,但發揚的基礎是傳承,沒有傳承談發揚那便是無本之木、無源之水,自娛自樂罷了。

5. 治肺脹,咳而上氣,煩躁而喘,脈浮者,心下有水氣,小青龍湯主之。肺脹,咳而上氣,煩躁而喘,到此等非常狀態,患者煩躁,脈浮皆因水飲之邪積於胸、肺、胃部,閉塞過久,已經化熱。李老對小青龍湯進行了發揚,加入了石膏,效果更佳。

以上 5 條中,李老認為第一條是小青龍湯證的提綱證。咳和喘伴隨而來的一系列症狀皆為兼症,咳喘是其主症。後四條是《金匱要略》中治內傷雜病的變法。

四、小青龍湯主治的病機分析

小青龍湯為何能治咳、喘、腫、上氣呢?

1. 這一系列的病皆因外有寒邪閉塞,內有水飲停留;根本原因則是少陰腎氣不足,陽氣不足。透過小青龍湯,麻黃、桂枝開太陽、宣肺竅,讓邪氣、寒氣由裏出表,小便自利,

水飲自消，臨床諸症自癒。

然而臨床治病，絕不是如此輕捷便當。由於人體本氣已虛，外寒、外邪屢屢入侵，寒邪由表入裏，由淺入深，正氣愈虛，邪陷愈深，層層藏匿於三陰之裏，成為痼疾，非得反覆扶正托透，否則伏邪難以盡出。

例如，在實際治療的過程中，哮喘沒有2～3年，很難徹底治癒。症狀控制住，哮喘兩年不發，並不等於病就好了。有的患者隔1～2年，哮喘還會發作一次，那是因為正氣太過虛弱。因此，培元固本，用很長時間去托透，病情還可能會反反覆覆。

2. 此病為小青龍湯的主治病，其最主要的內因就是水氣。水氣是痰飲的演化。脾為生痰之源，必是人體本氣先虛，脾失健運，飲食不化精微，反成痰飲、痰濕、痰濁，浸漬於心、胸、肺、胃間，造成心包積液、心包炎、胸腔積液。

張仲景認為冠心病就是痰飲之邪阻隔胸陽，導致胸陽不振、陽微陰弦而形成的。

因此，痰飲水氣是小青龍湯主治的病機中最根本的一條。肺是儲痰之器，脾是生痰之源，咳喘即源於此二者功能失常，水氣阻滯不出。若無此內因，即便是受了外寒，亦是麻黃湯證而已，不會成為內外交困之小青龍湯疑難大證。

哮喘實際上從西醫角度講是無法徹底治癒的，只能控制。但是自從筆者學習理解了李老的變通小青龍湯後，臨床上可以真正做到將哮喘治癒，即中西藥均停服而不再復發。

五、李可變通小青龍湯方組

【組成】

桂枝、麻黃（另包，先煮去上沫）、蟬蛻、赤芍各 45 克，炙甘草 30 克，製附片、乾薑各 45 克，五味子 33 克，遼細辛 45 克（蜜炙），生半夏 65 克，生曬參 30 克（另煎）、茯苓、炙紫菀、炙款冬花各 45 克，白果殼 20 克（打），鮮竹瀝 60 毫升，生薑 65 克。

【煎服法】

1. 加水 2500 毫升，先煮麻黃去上沫，減 500 毫升，後入諸藥，文火煮取 500 毫升，兌入參汁，分三次服，每次 200 毫升，每次間隔 3 小時。

2. 服首劑第一次後密切觀察，若得全身暢汗，則剩餘兩次棄去不用。若僅得微汗，3 小時以後再給藥一次。若仍無汗，則縮短間隔時間，頻頻給藥，以得汗為度。此即重劑分投，酌情進退之法。

若服首劑即得暢汗，或汗雖不暢而小便通利，亦為中病。則第二劑之後麻黃減為 5 克，此時麻黃之用已非發汗，而是調暢五臟氣機，類同陽和湯之用。

特殊體質，表閉過甚者，在服湯的同時，可加飲熱稀粥，或「黑小豆、紅糖、生薑、大棗和蔥白（五虎湯）」，以資胃助汗。

3. 若老幼婦弱使用本方，可將全方按比例製小其劑。如用 1/2 量，則全方每味藥皆減去 1/2，嚴格保持原方君、臣、

佐、使各藥原貌，不得打亂君、臣、佐、使的比例，以保證經方的主攻方向。

最小劑是底線，不得低於原劑量的 1/5，否則無效，嬰幼兒也不例外。如本方附子 45 克，取 1/5 為 9 克，湯成，分 10 次稍稍與之，每次附子量約為 0.9 克，中病則止，不必盡劑，只要辨證無誤，1/5 的變通小青龍湯，治癒小兒暴喘的時間超不過 8 小時，所用藥量不足半劑藥，剩餘藥液可棄去，或保留到次日陸續服完，可保終身不犯。

以下，為臨床運用變通小青龍湯之驗案。

【典型案例】

[**病案** 1]李老治小兒暴喘案

1976 年冬，李老治王某之子，2 歲零 3 個月。夜半，患兒突然暴喘痰壅，無汗，喉間痰鳴如拽鋸，面如蒙塵，唇青肢厥。詢知下午給餵肥肉兩塊，證屬寒喘夾食，李老予小青龍湯變法加味：

桂枝、麻黃、蟬蛻、赤芍、炙甘草、遼細辛、乾薑各 9 克，五味子 8 克，生半夏 13 克，生薑 10 片，製附片 9 克，紅參 9 克（搗，同煮），竹瀝膏 10 毫升（分次兌入），炙紫菀、炙款冬花各 9 克，白果殼 10 克（打），茯苓、焦山楂、炒萊菔子各 9 克（治傷肉食），白芥子 10 克（炒，研，去皮裹膜外之痰）。

加水 1000 毫升，文火煮取 100 毫升，小量多次，日盡 1 劑。此即變通小青龍湯 1/5 量，10 歲以上兒童則服 1/2 量，

18歲以上用成人量，老弱者酌情參照。

病家連夜抓藥煮服，從開始服藥至次晨8時，4小時許，1劑未盡，患兒諸症悉除。李老後追訪至1996年，得知患者已20年未犯。

李老用本方49年，經治小兒近千人，大多1劑即癒，並提出：腎氣虛者，加腎四味各10克，核桃肉4枚（**本方合人參胡桃湯、青蛾丸，初病在肺，久必及腎，治以補納腎氣法**），3劑必癒。

李老言：「經年累月難癒者僅1例，後服固本散加川貝尖、上沉香、蛤蚧尾、冬蟲草，服半年後，10年痼疾得以根治。」

[**病案 2**] 李老治小兒大葉性肺炎垂危案

郭某，女，6歲。1989年冬患急性大葉性肺炎，住院10日，高熱抽搐1小時後已昏迷6日，併發呼吸衰竭、心衰12小時。

夜半，邀李老會診。詢知曾用青黴素、大劑量激素、清開靈、安宮牛黃丸無效。現體溫突降至36℃以下，二便失禁，氣息微弱，喉中痰聲轆轆（已予吸痰無效），面如蒙塵，唇、指、舌皆青紫，手冷過肘，足冷過膝，六脈散亂如雀啄、屋漏（心臟停搏前兆），已24小時吸氧5日。

李老診斷此屬高熱傷陰，陰竭，陽無所附，氣脫於下，陰陽離決之險已迫在眉睫。院長介紹，已請省內兒科專家會診，專家認為「小兒大葉性肺炎，出現呼衰、心衰、腦危象

其中之一，屬於危重症……」

李老見小兒大汗淋漓，出氣多，入氣少，面如死灰，生死在頃刻間。遂不再多言，急疏破格平劑：

炙甘草 90 克，乾薑 75 克，製附子 45 克，生山萸肉 120 克，龍骨、牡蠣、磁石各 30 克，高麗參 30 克，麝香 1 克。

令藥房取藥，武火急煮，邊煮邊灌，每次由鼻胃管灌 5 毫升，麝香 0.2 克，至早晨 8：00，5 小時內共服藥 4 次。

院長來告，服第二次後汗止，體溫回升至 37℃，手腳已溫，心跳偶見間歇，呼吸平順，服第四次後已能睜眼，吐痰，已給牛奶一小杯，已不再吸氧，去掉鼻胃管。

當日，每小時給藥 10 毫升，8 小時內又服 7 次。下午 4：00 再診，小兒已能講話，喝牛奶 3 次，泡食饅頭片 5 片，脈仍遲弱，50 次/分，已無雀啄脈。面色少顯蒼白，兩目有神，唯喉間痰鳴如拽鋸不退。李老詢之，知有痰喘宿疾。遂予變通小青龍湯 3 劑，取 1/2 量，麻黃減為 5 克，加生山萸肉 90 克固脫。

一場大病，九死一生，臟氣大傷，李老令患兒服培元固本散半年。後李老遇當年患兒於一友人家，該女子已 19 歲，大病之後，調護得宜，頗健壯，已參加工作。其痰喘宿疾，自暴病中服破格救心湯 1/3 劑、變通小青龍湯 3 劑後，竟得根治。

此病在預後判斷上，中西醫基本一致。從中醫古籍《黃帝內經》《難經》《四診抉微》的記載看，凡見五臟絕症，七怪脈絕脈者，為必死之候，甚至可以預知死於某日某一個時

辰。而李老的態度是，明知「不可為」而為之，只要一息尚存，心跳未停者，即當一心赴救，不計毀譽，盡到一個醫生救死扶傷的職責。

李老從醫54年，救治這樣的病人約五千之數。他提醒我輩不要被外國人的結論、古人的定論所拘，盡信書則不如無書。自己做過，方知端的。

六、變通小青龍的拓展運用

（一）急性結核性胸膜炎

初病出現類感冒症狀，發熱惡寒，咳喘，胸悶，脈浮緊者，即投變通小青龍湯1劑，熱退喘定，麻黃改為5克，再服2劑。失治或誤治，胸腔積液，劇咳不止，胸悶刺痛，發熱口渴，脈細數，舌邊尖瘀紫者，速投：瓜蔞45克，薤白30克，白酒100毫升，桂枝、赤芍各45克，炙甘草30克，丹參45克，檀香、降香、木香、砂仁各10克（後下7分鐘），生半夏、生薏苡仁、蘆根、茯苓各45克，桃杏仁泥各30克，冬瓜仁60克，生薑45克，大棗12枚。

上方3劑，3小時1次，日2劑，夜1劑，集中全力，化去胸肺間之痰、水、瘀濁，24小時即可脫困。

本方亦可治心包炎之心包積液。熱化傷陰者，加西洋參30克；寒化、虛化，脈微細，但欲寐，元陽被一團陰霾所困者，加炮附子45克，乾薑45克，紅參30克（另燉）、五靈

脂 30 克以破陰通陽。

（二）肺間質纖維化

本病到中醫接手診治時，已屬誤治壞病，屬病之晚期。多數併發肺心病、冠心病、頑固性心衰、漸進性呼吸衰竭。由於人體本氣已虛到極點，因此救治大法只能是「但扶其正，保命第一」。由於治療過程中西醫長期用大量激素及抗菌消炎療法，中醫又以滋陰清肺、清熱解毒為主，寒涼敗中，肺陰未復，脾陽先傷，食少便溏，土不生金，化源先竭，反促敗亡。急以桂附理中湯小劑先救胃氣，保得一分胃氣，便有一線生機。方如下：

炙甘草 24 克，乾薑 12 克，炮附片 12 克，高麗參 15 克（另燉），白朮 12 克，砂仁 10 克，紫油桂 10 克，炒麥芽 60 克，藿香 10 克，佩蘭 10 克。

加水 1000 毫升，文火煮取 150 毫升，兌入參汁，日分 4 次服。

由於此屬病人胃氣傷殘過甚，非但不能運化飲食，亦不能運載藥力，故以小劑緩圖，補火以生土，芳化溫中以醒脾。

李老提醒我輩切記：用理中法不可用青皮、陳皮、厚朴、枳實等破氣之品。因太陰病之脹滿，乃寒濕阻滯，中氣旋轉升降無力所致。桂附壯釜底之火，參草補中氣之虛，砂麥藿佩芳香化濕醒脾，方克有濟。妄用開破，反使中氣下陷，拔動陽根，是促其死矣！

用藥一週，胃氣來復，食納漸增。此時可製大其劑如下：

炙甘草 90 克，乾薑 90 克，炮附片 45 克，高麗參 30 克（另燉），白朮 90 克，砂仁 30 克，紫油桂 10 克，炒麥芽 60 克，藿香 10 克，佩蘭 10 克。

上法調治月餘，食納大增，胃氣來復，度過生死一關。

本病屬大虛大實之候。久病氣血耗傷殆盡，陰竭陽亡，氣息奄奄，是為大虛。肺葉枯萎，濕痰死血盤踞深痼，是為大實。肺為嬌臟，非如腑實、癰毒之可以用霹靂手段，直搗病巢，只能以攻補兼施，抽絲剝繭的方法，緩化濕痰死血。

本病屬沉寒痼冷，寒邪由表入裏，由淺及深，深陷裏臟，冰伏難出。治法上，雖病程達數十年之久，但仍當引邪由裏出表。這正是《黃帝內經》「善治者治皮毛……上工治其萌芽」之一大法寶。由於本病主證與變通小青龍湯完全吻合，故以本方扶正托透法貫徹始終。

培元固本散以血肉有情之品峻補先天腎氣，有重建人體免疫力之功，故當常服。針對本病大實而又難以攻伐掃蕩的特點，加入化瘀化痰藥、蟲類藥，由淺入深，抽絲剝繭，行入絡搜剔、化瘀散結的緩攻之法，攻邪而不傷正。

方中尤以炮甲珠、麝香對藥藥力殊甚，可穿透攻破，無微不至，辟穢化濁，引諸藥直入肺竅，清除濕痰死血。諸藥相合，有修復、激活受損之肺實質病變之效。方如下：

大三七（占全方總量 1/3）、黃毛茸尖、高麗參、五靈脂、血琥珀、血河車、炮甲珠、麝香、川尖貝、上沉香、土鱉蟲、生水蛭、藏紅花、全蠍、蜈蚣、蛤蚧、冬蟲夏草。

本病在三衰暴發，生死頃刻之際，救陽為急，大破格加

麝香 1 克，24 小時連服 3 劑，脫險之後，堅持運太陰、保少陰，相機托透伏邪，緩圖康復。

（三）多發腫瘤晚期

孫某，男，56 歲，2008 年 4 月 3 日初診。糖尿病胰島素依賴 9 年，雙肺癌 3 年 7 個月，B 肝癌變 18 個月，介入後，不思食，周身疲軟，喘不能步，喉間痰聲轆轆，入夜咳逆倚息不得臥，無汗，全身緊束如繩索捆綁，脈沉緊弦，舌淡紫白膩。由天津赴靈石尋李老問診，路途風寒外襲，太陽少陰同病，李老遂先予變通小青龍湯 1 劑。

患者服藥後周身潤汗，喘減，夜可平臥。繼服小劑桂附理中湯 10 日，幸得胃氣來復，諸症均減。

李老遂令患者服變通小青龍湯，麻黃減為 5 克，炮附片由 45 克漸加至 200 克，每服 3～5 劑，或瀉下惡臭便，或胸背發出紅疹，伏邪漸次外透，守此一方，每旬服 7 劑，靜養 3 日，經 11 診，至 2009 年 7 月，服藥 18 個月，服加味培元固本散 3 料。外觀已無病容，獨自在天津與靈石之間往返 8 次，無須家人照料。

扶正托透法的運用範圍非常廣泛，以上便是變通小青龍湯的一些臨床拓展。

七、李老談治小兒急性肺炎正局和變局

本病以發熱、汗出而喘為主症，可分正局、變局兩種。

正局用麻杏石甘湯，變局用變通小青龍湯。

（一）正局

指小兒素體健壯，抗病力強。

受邪則從熱化，病機是「表寒未罷，裏（肺）熱已熾」。表邪來路是太陽，已用麻黃湯發汗，但寒去不徹，阻遏於肺，浸漬肺竅，故汗出而喘不止。雖有汗，但非大汗，雖裏熱，亦非大熱，若大汗、大熱則已是陽明白虎湯證，看出有內傳陽明之勢。故可以麻黃湯去桂枝之辛溫，重加石膏之辛寒為君，變辛溫解表為辛涼清解、表裏雙解之法，使外邪仍從表出，阻斷內傳陽明之變。麻黃湯一味藥的改變，開創了辛涼解表、甘寒清熱之新路，成為後世溫病派思路之祖源。

傷寒方可以統治溫病，清代中葉，柯韻伯以辛涼輕解法治春溫，20世紀50年代中期，蒲輔周以變通白虎湯治暑溫（日本腦炎大流行）達到了無一死亡、無一致殘的成果。傷寒方熔寒溫於一爐，以傷寒大法駕馭溫病治法，大有可為。

1. 運用麻杏石甘湯法治小兒急性肺炎的注意要點

（1）方本為辛涼清解峻劑

原方組成為：麻黃四兩（60克），杏仁五十個（20克），炙甘草二兩（30克），生石膏半斤（125克）。此為《傷寒論》的基礎有效劑量。

（2）如何掌握應用？

且看原方煮服法：

上四味，以水七升（1400毫升），先煮麻黃減二升，去上沫，

納諸藥，煮取二升（400毫升），去渣，溫服一升（200毫升）。

本方得湯汁共二升，只言溫服一升，所剩一升怎麼辦？仲景未曾交代。與其他方劑煮服法不大一樣，不是筆誤或遺漏，而是一個懸念，有種未盡之意，須得深思，方能領悟。

其一，醫聖治急性肺炎（麻杏石甘湯證），只需半劑藥，即可熱退喘定，所剩一升，棄去不用。

其二，若因惜藥而盡服，則藥過病所，病機瞬息萬變，反而會造成新的傷害。由於手太陰肺經生於中焦，土為肺之母，脾胃相連，肺熱已退，寒涼太過則傷胃，而陽明之裏即太陰，轉為太陰，食少便溏之壞病，扶得東來西又倒，此等教訓，俯拾即是。

此猶誤之輕者，重則太陰之裏即少陰，神倦困頓，已是少陰病但欲寐之漸變，則更加焦頭爛額。以上為用量太過。反之，如用量太輕，則不能達到基礎有效量（注意本方君、臣、佐、使比例，君藥生石膏是麻黃的兩倍、杏仁的六倍、炙甘草的四倍，可以製小其劑，但不可打亂比例，變異主攻方向），則不能頓殺病勢，難以阻斷內傳陽明之變，熱勢愈盛，亢熱不退，薰灼臟腑，耗傷津液。最後陰竭導致氣脫、陽亡（重症肺炎最後死於呼吸衰竭、心衰）。

故李老言：「學傷寒重在識病機，用傷寒方要恰到好處，有病則病擋之。當用之際，又要當機立斷，不可猶疑。出現誤治壞病，則以理中、四逆輩先救藥誤，以復元氣。」

以上，對麻杏石甘湯證六經病機轉化的方方面面，據臨證實際加以敘述，不論傷寒溫病，也不論用藥太過、不及，

或现代医院 ICU 的垂危病人，一旦出现少阴证，则已到了生死关头，速投大剂破格救心汤加麝香，十中可救八九。

以上所述为成人治法，而婴儿亦同此理。

2. 婴儿用法

同样一剂药，只在服法上改为小量（每次 1～2 毫升）、多次给药（开始半小时，得效后延长至 1～2 小时给药），若热退，喘定，入睡，则醒后再喂 5 毫升，3 小时后再喂一次，即可停药观察，若在次日午前尚未全好，则可再给药两次，每次 5 毫升，间隔 3 小时，所剩药汁弃去不用。

治愈一例肺炎，不过一剂药的 1/20，最多超不过 1/12。在农村，配药难，宁可多备少用，不可急用无备。这样用药似乎骇人听闻。但是若用小剂（如 1/10），则煮出的有效成分浓度不够，反而误事。

（二）变局

肺炎小儿如素有痰喘宿疾，正气先虚，暴感寒邪，无汗或有汗而发热、剧烈咳喘，鼻翼扇动，喉间痰声如拽锯，脉浮紧或滑数，烦躁闷乱，渴而索水，舌中根黄燥者（内热明证），知有新感引动伏饮，内热已著，速投变通小青龙汤 1/2 量，加生石膏 125 克，依上法煮汤，小量多次给药，得汗则烦躁立退，咳喘立解，脉静身安，安然入睡。次日用 1/5 量，去石膏，再服 2 剂即安。

小儿脏腑娇嫩，寒热虚实，瞬息万变。尝见肺中燥热未罢，太阴虚寒已起，若单用麻杏石甘汤，则病愈之后，食少

便溏，羸弱之患，非旬日調治難以復原。吾今以四逆加人參山萸肉湯駕馭小青龍加石膏湯，太陰、少陰已得雙重保護，雖重用生石膏清肺熱，然中病即止，絕無後患。

八、李可變通大烏頭湯——通治一切骨病之要方

（一）李可變通大烏頭湯

下面再給大家介紹一下李老一個典型的運用托透法通治骨病的方子——李可變通大烏頭湯。

李老於 2011 年 9 月 6 日在鄭州親筆寫下此方：

【組成】

生黃耆 200～500 克，生麻黃 45 克（得汗後減至 5 克，若自汗勿用），桂枝、赤白芍各 45 克，製天雄 45 克，製川烏、黑小豆、防風各 30 克，遼細辛 45～90 克，當歸 45 克，乾薑 90 克，炙甘草 60 克，生曬參 30 克（搗），蜂蜜 150 克，生薑 45 克（切），大棗 12 枚（擘）。

【煎服法】

冷水 3500 毫升，文火煮兩個小時，去渣，再加蜂蜜，用文火再煮到 1200 毫升，分 3 次飯後服。

應用本方需注意劑量，臨床上未必會用到此等大劑量，但是在改變其劑量時，一定要等比例地減少。如黃耆 125 克，麻黃相應要用 15 克，考慮到基礎量，最好用 15 克來等比例

地減少。李老基本上就是以 15 克為單位，以其倍數等比例地計算劑量。

煎服時，加水 3500 毫升，若黃耆用到 500 克，遼細辛用到 90 克，則 3500 毫升水是不夠的。如有川烏、附子這些藥，通常加水量是藥量的 5 倍，最少亦需達到 3 倍。若礦石類藥較多，加水量也需達到藥量的 3 倍。先讓水浸透藥材半小時，隨後大火燒開，再用小火繼續煎。煎藥的過程亦很是關鍵，若開始即用大火煮，藥材未泡透，有些藥材的有效成分便煎不出來。

藥材外部澱粉含量較高，這樣操作容易出現藥材外部已經煮透，但是並未透心的情況，因為澱粉類遇熱後很快即會糊化，熱力無法滲透入裏，導致藥心煮不透。這便是煎藥必須先浸泡，再煮開，後轉小火慢煎的原因。

所以煎藥時的水量、火候、浸泡的時間，都是非常關鍵的，若是方開對了，煎服法的細節不對，療效也不會理想，這便是為何《傷寒論》《金匱要略》中的藥方煎煮法甚至比其整個條文還要長的原因。

【功效】

本方由黃耆桂枝五物湯、理中湯、麻黃附子細辛湯、大烏頭湯合方化裁而成。遵三陰統於太陰之理，以理中湯、破格救心湯統馭全方，寓攻於補，扶正托邪為法。由於有蜂蜜、黑小豆、防風之善解烏、附之毒，煮服又遵醫聖法度，絕無中毒之虞。

若出現大瞑眩，則瞑眩一過，病退大半。若不能耐受，

可以加蜂蜜150克,開水沖服,移時即解,無須過慮。

(二)李可變通大烏頭湯在應用過程中的注意事項

(1)各種骨病、風濕性關節炎、類風濕性關節炎、脊髓空洞症、股骨頭壞死、頸腰椎變形膨出等均可應用此方。

如今流行整脊,而整脊的手法亦是五花八門,但在整脊過程中均可以搭配運用此方。需要整的脊柱之所以不正,與肌肉力量的薄弱關係非常之大。變通大烏頭湯中的黃耆有生肌長力之效,可以增強肌力。其餘藥材亦能起到活血、通脈、祛寒的作用,能夠在整脊過後,使肌力足以維持脊柱的正常狀態。因此,在整脊的過程中可以應用此方,以做調理和修復。

(2)在運用變通大烏頭湯的過程中,要配以培元固本散。

可在原方基礎上,加上炮附片300克、虎骨100克;雖然目前很難找到虎骨,但可用其他藥材代替;再加藏紅花(即西紅花)100克、炙甘草100克;每次3~5克,一天3次,用熱黃酒調服。培元固本散的配合使用可以加快病情的痊癒,同時有效預防病情復發。

(3)運用變通大烏頭湯的過程中,需禁房事3個月。

中醫講腎藏精,腎主骨,故要禁止房事。此外,忌一切生冷油膩飲食,避免傷及脾胃。

若病人出現了胃氣已敗,必須先救胃氣;等胃氣來復,食納大增,再用上方。上文講到托透法的前提條件,一是胃氣盛,二是腎氣有根。若胃氣已敗,此時用變通大烏頭湯治

其風濕、類風濕等病是萬萬不行的。因為飲食都無法運化，更沒有能力吸收、消化、運化藥力，故此時必須先救胃氣。這是扶正托透法的基本原則，也是應用前提。

李老在此特別給出了一首救胃氣方：

白朮、乾薑各90克，砂仁30克（後下7分鐘），炒麥芽60克，生半夏65克，藿香、佩蘭各10克，製附片45克，紫油桂15克（後下7分鐘），炙甘草60克，生曬參45克（搗），生山萸肉90克，生薑65克。

此方用的便是附子理中湯、破格救心湯，未用龍骨、牡蠣、磁石、麝香，運用大劑量的生山萸肉；同時還加了半夏、藿香、佩蘭、麥芽以開通中焦，祛除痰濕、濁邪。

（4）頸椎病，可加粉葛60～120克，葛根是專理項背之藥；腰椎病可加「腎四味」（淫羊藿、補骨脂、菟絲子、枸杞子）各30克，核桃6枚。

若患者腎虛、長期腰酸、腰困如折，還可再多加些補腎之藥，如杜仲、川續斷、桑寄生、巴戟天。

（5）對疼痛極劇之人，可加野丹參45克，乳香、沒藥各10克，止痙散（3～6克）沖服；止痙散即全蠍和蜈蚣兩味藥材按6隻全蠍和3條蜈蚣的配比而成。

變通大烏頭湯中的當歸，加上丹參、乳香和沒藥，便是著名的活絡效靈丹。此方治療膝關節疼痛、腰椎間盤突出及壓迫神經後的下肢疼痛、麻痹，以及感覺異常、拘急、抽搐、劇烈疼痛等有殊效。

（6）針對各種癌症的骨轉移，在變通大烏頭湯的基礎上，

加上漂海藻45克、兩頭尖45克、大貝120克、製馬錢子粉0.6克（沖服）。此方筆者曾應用於臨床，確實對治療癌症骨轉移有一定的療效。

（7）若出現亡陽厥脫，必投大劑破格救心湯。

以上，是李老在運用變通大烏頭湯時根據具體情況所做的諸多加減，供我等臨床實踐參考。

（8）病機要點：腎主骨，骨病從腎論治。

我們知道，陽氣是先天腎氣與後天脾胃之氣結合在一起的混元一氣！腎氣又稱元陽、命門真火，是生命的根基和原動力。故古人云：萬病不治求之於腎。求之於腎就是救陽氣。

上文中提到，托透法要分層次，要相機而為。遵循大原則「三陰統於太陰」。

變通大烏頭湯是一個複方大劑，以四逆湯法駕馭麻附細法，又重用黃耆運大氣，升提下陷之中氣，固表氣，正體現了三陰統於太陰之理。

【典型案例】

夏某，女，17歲，山西臨汾人。2007年5月19日初診。經某醫院診為「紅斑狼瘡」5年。

自幼體弱，久用激素，致肝腎損害。自汗，脊痛，下肢肌肉關節痛不可近。曾發高熱月餘，脫髮，兩頰紅斑。15歲初潮，病後停經已年半。面色萎黃灰暗，腿軟，邁步困難，一日跌仆2～3次。脈遲，54次/分，心動神搖，食少消瘦，除「滿月臉」外，餘處皆瘦削。

李老斷其為先天不足，藩籬大開，寒邪由表陷裏，直入三陰要害，正虛不能鼓邪外透，予扶正托透法：

（1）生黃耆 250 克，當歸、桂枝、杭芍各 45 克，炙甘草 60 克，炮附片 45 克（*日加 5 克，加至 90 克為度*），製川烏、吳茱萸、黑小豆、防風各 30 克，白朮、乾薑各 90 克，生曬參 30 克（*另燉，兌入*），生山萸肉 90 克，遼細辛 45 克，益母草 45 克，生薑 45 克，大棗 25 枚。

加水 3000 毫升，文火煮 2 小時，去渣，入蜂蜜 150 克，濃縮至 300 毫升，入參汁。日分 3 次服，飯後 40 分鐘服。

（2）鹿茸粉 30 克，清全蠍 60 克，大蜈蚣 30 條。研分 30 包，每次 1 包，3 次/日，隨中藥服。

2007 年 6 月 8 日二診：前投變通大烏頭湯去麻黃，加山萸肉、益母草，患者服至 5 劑，心跳加快，日瀉惡臭帶有黏涎之稀便 3～4 次，小便亦增多，甚覺爽快，食納大增，此為本氣漸旺，自我修復機制啟動。

胃氣來復，則太陰得以統帥三陰，促使伏邪漸次外透。

李老提醒：心跳加快者，乃深伏心宮之寒邪得下焦命門真火之助而開始化解（*凡心肌病、心包炎、積液諸病皆有此效應*）。

李老用方中並無瀉藥，瀉惡臭便者，亦真火掃蕩寒邪從二便而去。亦有吐出大量痰涎者，此即《黃帝內經》「在上者，因而越之」，皆因中藥助人自我調節、修復之能。患者畢竟年輕，生機旺盛，諸症可退十之七八，痹痛全退，登四層樓不需父親扶持。面色紅潤，已無病容。

李老仍遵原意出入，原方加九節菖蒲 30 克，直通心竅，囑服 30 劑後再診。

2008 年 3 月 16 日三診：患者按上方服 25 劑，附子用量已達 135 克。月經來潮，長達 26 個月之劇烈痛經亦癒。期間面頰、指肚、小關節不斷透發紅疹、紅斑、小結節，腰、腿部多個大結節旋起旋消，全身退皮一層，六脈沖和，效不更方，囑原方再服 1 月，加服培元固本散。附子從 135 克日加 10 克，無上限，加至正氣大旺，正邪交爭，出現瞑眩效應後停藥靜養。

李老當年前後經治紅斑狼瘡 5 例，其中一例病癒後生一男孩。

本方治類風濕性關節炎、脊髓空洞症、股骨頭壞死、硬皮病等免疫缺陷病皆有卓效。

附 1：陳長青治強直性脊柱炎案

許某，女，55 歲，汕頭人。2014 年 8 月 4 日初診。

患者腰骶疼痛 10 餘年，一直未做系統診治。疼痛夜間加重，翻身困難，天寒尤甚，怕冷陣作。長期反覆發作口腔潰瘍，潰瘍面大，每次持續 10 餘天方癒；潰瘍現正發作。睡眠易醒，易驚恐。咽中有痰，夜間時作嗆咳。不耐飢餓，易發低血糖。納可，大便調。

廣州市正骨醫院 MRI 示：雙側骶髂關節骨質破壞，疑診為強直性脊柱炎。舌印（+），腮印（+），甲印 5 個。舌淡紅，苔薄白膩，舌絡細長。脈沉弦，右尺沉微。

根據李老變通大烏頭湯方再結合患者病情，方藥如下：

炮台耆 120 克，鹿角霜 30 克，巴戟天 30 克，熟地黃 45 克，杜仲 30 克，骨碎補 30 克，遼細辛 45 克，桑寄生 30 克，油桂米丸 3 克（先吞），製川烏 30 克，黑小豆 30 克，防風 30 克，薑汁砂仁 15 克（後下 10 分鐘），敗龜甲 10 克（先煎 30 分鐘），熟附子 45 克，炙甘草 60 克，生龍牡各 45 克，3 劑。

童便製馬錢子膠囊 1 粒（臨睡前溫水送服）。

用法：加冷水 2500 毫升，先煎敗龜甲半小時，納餘藥，加蜂蜜 100 克，文火煮取 400 毫升，分 2 次中、晚飯前溫服，先吞米丸。用藥渣泡腳。

8 月 11 日二診：2014 年 7 月 30 日於某院查 HLA-B27 陽性，確診為強直性脊柱炎。患者服上方第 3 劑時腰骶疼痛開始加劇，翻身尤其困難，持續一晚後逐漸緩解。口腔潰瘍已癒。大便日 1~2 次，成形。月經已停 3 年。舌淡紅，苔根薄膩，舌絡細長。脈沉細弦，尺微。

方藥如下：

炮台耆 120 克，鹿角霜 30 克，巴戟天 30 克，熟地黃 45 克，骨碎補 30 克，生南星 30 克，生薑 30 克（自備），遼細辛 45 克，桑寄生 30 克，製川烏 30 克，黑小豆 30 克，防風 30 克，雷公藤 15 克，雞血藤 60 克，狗脊 30 克，薑汁砂仁 30 克（後下 10 分鐘），敗龜甲 15 克（先煎 30 分鐘），熟附子 45 克，生龍牡各 30 克，懷牛膝 15 克，炙甘草 60 克，15 劑。

童便製馬錢子膠囊 1 粒（臨睡前溫水送服）。

用法：加冷水 2500 毫升，先煎敗龜甲 30 分鐘，納餘藥，加蜂蜜 100g，後下薑汁砂仁，文火煮取 400 毫升，分 2 次中、晚飯前溫服，先吞米丸。用藥渣泡腳。

9 月 1 日三診：患者服上方至第 4 劑時腰骶疼痛明顯減輕，睡眠改善，服至第 10 劑即覺口淡。5 天前感冒後，雙髖關節疼痛加劇，不能抬腿，雙足踝間發輕微浮腫。仍有口瘡發作。舌淡紅，苔薄白膩，舌絡細長。脈沉細弦，尺微。

調方如下：

炮台耆 120 克，鹿角霜 30 克，巴戟天 30 克，熟地黃 30 克，骨碎補 30 克，生南星 45 克，生薑 45 克，遼細辛 60 克，桑寄生 30 克，製川烏 30 克，黑豆 30 克，防風 30 克，雷公藤 15 克，雞血藤 60 克，狗脊 30 克，薑汁砂仁 30 克（後下 10 分鐘），敗龜甲 15 克（先煎 30 分鐘），炮附子 60 克，生龍骨 30 克，生牡蠣 30 克，懷牛膝 15 克，炙甘草 60 克，21 劑。

童便製馬錢子膠囊 1 粒（臨睡前溫水逆服），21 劑。

用法：加冷水 3000 毫升，先煮敗龜甲 30 分鐘，納餘藥，加蜂蜜 100 克，後下薑汁砂仁，文火煮取 400 毫升，分 2 次中、晚飯前溫服。用藥渣泡腳。

10 月 6 日四診：患者覺右臀部時有酸痛，凌晨醒來時覺腰骶酸軟，翻身稍感吃力，上樓時雙膝酸軟。右足背處間有疼痛。近一月口瘡未發。近日大便少，雙足浮腫消失。每晚可睡 6 小時，但半夜易醒。夜間時有乾咳，氣逆則作。舌暗紅，苔根白膩，舌絡細長。脈細弦，尺微。調方如下：

炮台耆 120 克，鹿角霜 30 克，巴戟天 30 克，補骨脂 30 克，

骨碎補30克，生南星60克，生薑60克，當歸30克，製乳沒各10克，丹參30克，遼細辛60克，桑寄生30克，製川烏30克，黑豆30克，防風30克，雷公藤15克，雞血藤60克，懷牛膝15克，杜仲30克，炙甘草60克，生龍牡各30克，6劑。

用法：加冷水2500毫升，加蜂蜜100克，文火煮取400毫升，分2次中、晚飯前溫服。用藥渣泡腳。

10月13日五診：患者覺夜間腰酸困發僵較前減輕，雙膝酸軟，上樓時明顯，氣逆作咳減少。近3天大便日3~4次，稀爛，便後肛門有少許濕熱感。睡眠改善。舌淡暗，苔根白膩，舌絡細。脈沉細弦，右尺沉微。

調方如下：

炮台耆90克，鹿角霜30克，巴戟天30克，補骨脂30克，骨碎補30克，生南星60克，生薑60克，當歸30克，製乳沒各10克，丹參30克，遼細辛60克，桑寄生30克，製川烏30克，黑豆30克，防風30克，雷公藤15克，雞血藤60克，懷牛膝15克，杜仲30克，炙甘草60克，生龍牡各45克，6劑。

用法：加冷水2500毫升，加蜂蜜100克，文火煮取400毫升，分2次中、晚飯前溫服。用藥渣泡腳。

10月20日六診：患者訴腰酸痛症狀消失，唯走路時雙膝酸軟，無餘不適。

守方15劑，隔日1劑，以資鞏固。

附2：陳長青治過敏性鼻炎案

劉某，男，37歲，自由職業者，遼寧瀋陽人。2009年

4月30日初診。

患者晨起鼻塞、打噴嚏、流清涕，持續1～2小時不解。已困擾患者數月。飲熱茶可使症狀稍緩，遇冷則加重。伴有困倦、乏力。納眠可，二便調。數年前曾患長期午後低熱，經用大劑扶陽潛陽中藥治癒。舌質暗紅，苔薄潤，脈細關弦。

採用扶正托透法思路，予方如下：

製附片60克，春砂仁（薑汁炒，後下）30克，龜甲12克，麻黃10克，細辛15克，生山萸肉45克，生龍牡各30克，炙甘草30克，紅參15克（另燉，兌入），6劑。

加冷水1200毫升，文火煮取300毫升，兌入參汁，分兩次飯後溫服，服後喝熱粥一碗，溫覆取微汗。

5月7日二診：患者電話詢診，症狀已去十之六七。效不更方。守方再服6劑。

5月16日三診：患者手機短信告知，病已基本痊癒，晨起偶有噴嚏。守方劑量減半，再服6劑，以資鞏固。

附3：陳長青治耳聾案

朱某，男，60歲，居士。2006年10月30日初診。

患者左耳聾，如塞棉花，伴頸項疼痛，乏力，眠差，大便可。素嗜冷飲。舌淡紅，苔薄潤，輕齒痕，脈左關弦，尺沉細。予方如下：

柴胡8克，黃芩3克，黨參20克，香附子15克，石菖蒲6克，半夏10克，茯苓20克，白朮20克，製附片10克，枳殼15克，赤芍15克，田七片15克，炙甘草6克，7劑。

早、中飯前服，晚上用藥渣煲水泡腳。

11月6日二診：其女代訴，服藥後，大便2~3次，曾發作寒顫一次，耳聾時好時差，自覺困倦。舌淡紅，苔薄潤，輕齒痕，脈左關弦，尺沉細。

調方如下：

柴胡8克，香附子15克，石菖蒲6克，黨參30克，茯苓30克，白朮30克，枳殼15克，赤芍10克，田七片10克，製附片10克，補骨脂30克，炙甘草6克，7劑。

早、中飯前服，晚上用藥渣煲水泡腳。

11月15日三診：頭項痛消失，仍耳聾，左耳尤甚，睡眠好，大便2~3次。舌淡紅，苔薄潤，脈沉細。

調方如下：

柴胡8克，枳殼15克，赤芍10克，田七片10克，黨參30克，茯苓30克，白朮30克，石菖蒲6克，補骨脂30克，磁石30克，製附片10克，香附子10克，炙甘草6克，7劑。早、中飯前服，晚上用藥渣煲水泡腳。

12月4日四診：患者頭項痛完全消失，仍左耳聾，鼓氣後可暫時減輕，左鼻有濃涕少許，晨起明顯，大便2次，為稀便。舌淡胖，苔滑，脈沉滑。

調方如下：

柴胡10克，石菖蒲1克，香附子10克，赤芍10克，田七片10克，黨參30克，茯苓30克，白朮30克，枳殼15克，製附片15克，磁石30克，補骨脂30克，炙甘草10克，14劑。早、中飯前服，晚上用藥渣煲水泡腳。

12月18日五診：患者仍左耳有堵塞感，聽力差，伴晨起左鼻有少許黏稠鼻涕。素體腸胃虛寒，稍食生冷則腹瀉。舌淡胖，苔滑，脈沉滑細。

調方如下：

麻黃6克，製附片30克，細辛6克，乾薑30克，白朮15克，黨參30克，石菖蒲10克，春砂仁（後下）10克，炙甘草30克，7劑。早、中飯前服。

12月25日六診：患者服上藥後有兩天耳聾完全消失。舌淡嫩紅，苔潤滑，齒痕多，脈沉滑細，兩關微浮。

調方如下：

麻黃6克，製附片30克，細辛10克，黨參30克，白朮15克，乾薑30克，春砂仁（後下）15克，骨碎補30克，磁石30克，石菖蒲10克，炙甘草30克，7劑。服法同前。

七診時患者耳聾已癒，大便每日1次。舌淡紅，苔薄潤，脈沉細，寸微浮。

予方鞏固：

製附片30克，肉桂3克（焗服），黨參30克，白朮30克，乾薑30克，砂仁15克（打，後下），骨碎補30克，石菖蒲10克，炙甘草30克。10劑，水煎服，日1劑。

從上述驗案中我們可以發現，托透法不是只能用來治療風濕病、骨關節病，關鍵是判斷該病是否為寒邪由表入裏、由淺入深，深入了三陰，特別是入了少陰腎、太陰肺，此時用托透法的效果是非常顯著的。

【拓展運用】

　　至此，筆者對李老扶正托透法涉及的幾個重要方劑都做了相應的介紹，從變通小青龍湯到變通大烏頭湯，扶正托透法除了在這些已經介紹過的情況下可以運用外，還在哪些情況下可以繼續拓展？還有哪些領域可以運用扶正托透法？除了上文已經介紹過的諸多疾病外，怎樣去拓展使用？那就必須掌握其原則與核心的機理。

　　首先，只要是風、寒、濕邪侵襲，由表入裏，層層深入，留而不去，就可考慮運用扶正托透法。「邪之所湊，其氣必虛」，邪氣之所以留而不去，全因正氣不足，因此，這時必須扶正托透。但是需切記其使用的大前提：中氣不衰，腎氣有根。時時刻刻需謹記顧護脾腎兩本。

　　若患者中氣衰了，腎氣弱了，是不是便絕對不能用？

　　上文中已舉過例子，是可以運用的。但要先把胃氣（中氣）救回，把腎氣鼓舞起來，方可用托透之法。扶中氣、助中氣用附子理中湯，鼓舞腎氣用腎四味，再嚴重的便使用培元固本散。

　　邪在太陽（即皮毛、經脈、筋骨）可運用變通大烏頭湯；若邪入少陽，可考慮以小柴胡湯為底；邪入陽明需用瀉下、承氣；邪在太陰肺，可用變通小青龍湯；若在少陰腎，則需用麻附辛；邪入厥陰，可用烏梅丸；再嚴重的病情，便需用到破格救心湯。此時托透並非重點，而是要扶正，即顧護正氣。

扶正通泄法

在上一篇中，筆者對李老的扶正托透法進行了介紹，而扶正通泄法便是相對扶正托透法而言的。

李老在論述扶正托透法之時講道：「風、寒、濕三邪入侵，太陽經既是入路，亦是出路。」意思是這三種邪氣由皮毛、肌腠，再到經絡、臟腑，由表入裏、由淺入深。因為正氣虛了，無力祛邪外出，所以導致身體累累受邪、層層積壓，遂成痼疾。對此，要扶正為先，待正氣漸復，再以托透之法，使伏邪漸次由裏出表，再由皮毛、肌腠而出，因此在服藥過程中患者常常伴隨汗出、皮疹等現象。

《素問·陰陽應象大論》中對這種透邪外出的治法也有相關描述：「其高者，因而越之；其下者，引而竭之；中滿者，瀉之於內；其有邪者，漬形以為汗；其在皮者，汗而發之；其剽悍者，按而收之；其實者，散而瀉之。」而中醫治病歷來有汗、吐、下三板斧，對於正虛伏邪積聚成實者，同樣可以用扶正通泄的治法散而瀉之、引而竭之。

扶正通泄法的原理

「邪之所湊，其氣必虛」，正氣虛有陰虛、陽虛、氣虛、

血虛等，扶正即是根據邪氣影響下人體氣血陰陽偏虛的情況進行相應的補充，氣虛者用黃耆、人參等峻補元氣，陽虛者用附子、乾薑等破陰通陽，陰虛血虛者用地黃、阿膠、當歸等滋陰補血，李老不是只會用附子溫陽，也會用黃耆益氣、地黃滋陰，在他的臨床醫案中處處可見他對於氣血陰陽的深刻認識。

李老在急腹症患者中即有用到攻下承氣湯以急下救胃氣，對於年老氣虛關格重症患者也擅於用氣藥為帥，以掃蕩攻積。氣化之理，總是以人為本，以病為標。水穀積滯於六腑，形成宿食、痰濁等有形實邪，正盛則邪從熱化、實化，需用攻下承氣法急攻其邪，則正氣自復；正虛則邪從寒化、虛化，正氣無力抗邪外出，則氣機逆亂、阻隔不通，需用扶正通泄法峻補元氣，佐以降胃，則邪氣自泄，二便通利。

對素體陰虛，再感外邪，邪熱傷陰的患者，李老同樣會運用知柏地黃湯合豬苓湯滋陰清利濕熱，既能扶正補陰，又能利尿通淋，這也是扶正通泄法的另一妙用。

如果病程日久，病邪還會出現更頑固糾纏的變化。陰邪若成「積」，聚集在體內，偏著一處，也稱「奇絡之邪」，停在經絡中類似拐角之處；或者停聚在某一臟腑中，成為積聚、癥積，尤其在腸道中形成有形的癥積；若深入了血分，則聚而化毒，瀰漫三焦。

就如《靈樞經》中提道：「腸胃之絡傷，則血溢於腸外，腸外有寒汁沫，與血相搏，則並合凝聚不得散，而積成矣。卒然外中於寒，若內傷於憂怒，則氣上逆，氣上逆則六輸不

通，溫氣不行，凝血蘊裏而不散，津液澀滲，著而不去，而積皆成矣。」卒然多食腸滿、起居不節、用力過度，則腸胃之絡傷；內傷於憂怒，氣逆則凝血不散；當寒邪與瘀血凝聚，停聚在體內，日久不得散，則形成有形的積聚、癥積。

若出現了此種情況，我們便很難用托透之法，祛邪由裏出表，扶正托透法便失去了用武之地。此時便只能因勢利導，扶正溫下、破瘀通泄，令邪毒從大便而出，即從腸道排出。大黃附子細辛湯、大黃䗪蟲丸即為代表方。

張仲景在《金匱要略·腹滿寒疝宿食病脈證並治》中就談道：「脅下偏痛，發熱，其脈緊弦，此寒也。以溫藥下之，宜大黃附子湯。」其中「以溫藥下之」，便是扶正通泄法的始祖之一。

此方為：大黃三兩，附子三兩（炮），細辛二兩，上三味，以水四升，煮取二升，去滓，分溫三服，一服後，如人行四五里，再進一服。「如人行四五里」即1～1.5小時，「再進一服」即說明溫下要一鼓作氣。

《成方便讀》在解釋上述條文時講道：(此為)「陰寒成聚，偏著一處，雖有發熱，亦是陽氣被鬱所致，是以非溫不能散其寒，非下不能去其積」。必須要用溫散、溫下之法才能把寒、積去除掉。所以運用附子、細辛，「辛熱善走者搜散之，而後大黃得以行其積也」，先把寒積散開，然後用大黃攻下逐瘀。

如患者瘀血留滯，積於五臟，可用紅參、五靈脂益氣化瘀，甚則用大黃䗪蟲丸以化瘀消癥。

《金匱要略·血痹虛勞病脈證並治》中提道：「五勞虛極羸瘦，腹滿不能飲食，食傷、憂傷、飲傷、房室傷、飢傷、勞傷、經絡營衛氣傷，內有乾血，肌膚甲錯，兩目黯黑。緩中補虛，大黃䗪蟲丸主之。」

此方組成為，大黃十分，蒸黃芩二兩，甘草三兩，桃仁一升，杏仁一升，芍藥四兩，乾地黃十兩，乾漆一兩，虻蟲一升，水蛭百枚，蠐螬一升，䗪蟲半升。上十二味，末之，煉蜜和丸小豆大，酒飲服五丸，日三服。

這便是扶正通泄法的來源。

從張仲景開始，實際上已經使用此法了，李老在他的臨床實踐中多用此法來治療尿毒症、肝硬化、腫瘤，以及腸道的寒邪凝聚等疾病。

【典型案例】

[病案1] 李老治老年性高位腸梗阻案

王某，男，65歲，外科住院病人。急診入院5日，病程半月。起病即見腹痛嘔吐，半月無大便，無矢氣。腹脹如鼓，時時絞痛，滿床翻滾。外科診為老年性腸梗阻。經胃腸減壓，灌腸無效，準備手術。考慮患者年高體弱，脫水嚴重，心臟功能不好，恐難支持，特邀中醫協治。

診見患者面容憔悴，眼眶塌陷，極度消瘦，腹脹如鼓，已半月粒米未進。舌苔黃厚膩，脈滑無力。年高，關格大症，邪實正虛，不堪峻攻。擬硝菔湯合扶正破滯之品。

（1）生白蘿蔔2.5公斤，芒硝240克。

（2）紅參（另燉）、赭石粉、厚朴、檳榔各 30 克，旋覆花 15 克（包），枳殼 10 克（炒），木香、沉香各 3 克（磨汁兌入）。

各依法煎煮，兩汁混匀，2 小時服 1 次，每次 200 毫升，連續服用，便通停藥。

次日診之，知昨晚 8：00 服藥 1 次，一刻鐘後，先覺臍周絞痛，隨即有氣上下翻滾，腹中鳴響如雷，滿室皆聞其聲。約 40 分鐘後開始頻頻打嗝，矢氣不停，三焦氣機升降已復，腹脹大減。又接服藥汁 200 毫升，1 小時後腹中大痛一陣，隨即便下團塊狀結糞夾極臭之糊狀大便甚多，痊癒出院。此例從服藥到便通僅 2 小時 10 分，服約全劑的 1/2 弱。

[**病案 2**] 李老治腸梗阻術後沾黏性不完全梗阻案

李某，男，37 歲，農民，外科住院病人。1984 年 1 月 14 日，外科邀余協治。病歷記載，患者於 2 年前做腸梗阻手術。今年冬至節後，又發生沾黏性不完全梗阻，已住院 20 日，嘔吐頻作，腹痛不休，大便似通不通，已 25 日不能進食。身瘦形脫，疲軟不能坐立，動則氣喘。脈大按之而散，舌紅中根燥乾。此係中氣虛失於運旋，胃液涸不主和降而致。予益氣降逆，增液行氣：

生黃耆 90 克，紅參 20 克（另燉），生地黃 30 克，玄參 60 克，麥冬 90 克，厚朴 30 克，沉香、木香各 5 克（磨汁兌入），赭石粉 50 克，萊菔子 30 克（生炒各半），薑汁 10 毫升兌入，2 劑。

各　論

當日服藥後，腹中響動如雷，嘔止。中午開始進食，下午 2：00 便通，腹痛止。次日又服 1 劑，一切復常，唯覺氣短身軟。已辦出院手續，特來中醫科向余告別。於補中益氣湯加麥冬 30 克、五味子 10 克，3 劑善後。

[**病案** 3] 李老治急性腎盂腎炎案

耿某，女，29 歲，1983 年 9 月 2 日初診。內科診為急性腎盂腎炎。當日化驗：血常規，白細胞計數 $1.445 \times 10^9/L$，中性粒細胞 80%。尿常規，蛋白（++++），白細胞（++++），紅細胞 2～3。已定收入住院部治療，因無人陪侍，要求服中藥。

李老詢知患者病經 3 日，初起惡寒發熱，今惡寒已罷，高熱 39.5℃。有汗，乾嘔。3～5 分鐘即小便 1 次，尿道灼痛如刀割。氣怯神疲，腰部雙腎俞穴處困痛如折。面色蒼黃不澤，脈沉細數，舌胖少苔。證由素體陰虛，外感寒邪失表，入裏化熱，三焦氣化不行，濕熱蘊蓄下焦。

遂予方如下：

酒生地、山藥、茯苓、山萸肉各 30 克，牡丹皮、澤瀉、豬苓各 15 克，滑石 30 克，阿膠（化）20 克，桔梗、杏仁、知母、黃柏（薑汁炒）各 10 克，川牛膝 30 克，乳香 3 克，甘草梢 5 克，琥珀 5 克、三七 3 克（*研沖*），2 劑。

兩小時服 1 次，晝夜連服兩劑。方以知柏地黃湯合豬苓湯滋陰清利濕熱，桔梗、杏仁宣肺開提上焦，川牛膝、乳香直通膀胱竅道，三七、琥珀化瘀通淋。患者發熱為陰不勝陽，

雖見白細胞偏高，亦不予清熱解毒，且重用山萸肉、山藥顧護元氣。因見舌胖，生地用酒浸，黃柏薑汁炒，以護胃氣。

1983年9月3日二診：2日晚8：00患者服完2劑藥，至零時熱退，小便通利，安睡一夜。3日早嘔吐止，進食如常。舌淡紅，有薄白苔，脈細數，當日化驗：血常規，白細胞計數 0.9×10^9/L，中性粒細胞70%。尿常規，蛋白（-），白細胞（++++），原方去杏、桔，2劑。

9月5日，患者當日化驗血常規，白細胞計數 0.73×10^9/L，中性粒細胞80%。尿常規，蛋白（-），白細胞（+）。已無自覺不適，食納增，精神健旺，尿清長，李老將原方去通淋散、知柏，令患者續服兩劑。

9月9日患者當日化驗，血、尿均轉陰，脈細數，陰虛未復，遂予原方3劑善後。

[**病案4**] 李老治慢性腎盂腎炎合併泌尿系急性感染案

亞某，女，40歲，1981年6月7日。因連續熬夜排練、演出，於黎明時突然少腹絞痛，小便滴瀝難通，每隔一兩分鐘，即要小便1次，灼痛如刀割。發熱煩渴，肉眼血尿，大便3日未行，臍腹疼痛拒按，裏急欲便不能，輾轉顛倒，痛苦莫可名狀。脈沉數實，舌紅苔黃而乾。患者訴三四年來，每逢過勞即發，一發則十天半月不癒。當日化驗：白細胞計數 1.95×10^9/L，尿蛋白（++++）。內科診為「慢性腎盂腎炎合併泌尿系急性感染」，已服呋喃妥因及注射青黴素無效。

李老認為患者證雖久延，但見前後不通，仍屬濕熱蘊蓄

下焦之實證。而勞傷之體，例同無糧之師，利在速戰，邪去則正安，姑息適足以養奸，遂予方如下：

大黃15克，海金沙、澤瀉、血琥珀各9克，大蜈蚣6條，全蠍12隻。共研細粉，蛋清6枚調糊，分3次熱黃酒沖服，3小時1次。

上藥於下午1：00備妥，服1/3，1刻鐘後患者即尿出帶有血條之小便約200毫升，至4：00服藥兩次，瀉下惡臭便半痰盂，熱退痛止，至此，患者已疲憊不堪，呼呼入睡，李老囑剩藥棄去不用。

次日，患者覺尿道仍感灼熱，氣短不思飲食，四肢乏力，煩渴喜飲，脈沉數，舌紅少苔。此為氣陰已傷，李老遂擬豬苓湯滋陰通淋，加白人參益氣，沙參、烏梅酸甘化陰：

阿膠20克（化入），茯苓30克，豬苓、澤瀉各12克，滑石30克，白人參20克（另燉），沙參、烏梅各30克，甘草梢6克。3劑後其病遂癒，追訪7年未發。

[**病案5**] 李老治慢性腎炎尿毒症案

楊某，男，61歲。1995年去大同看望兒子，旅途感寒，到大同後次晨突然浮腫尿少，寒熱如瘧而入某醫院，被診為慢性腎炎急性感染，住院50日，病情惡化，由兒子送回家鄉，準備後事，其女邀李老前往診視，以盡人事。

9月17日初診：某醫院出院診斷為慢性腎炎尿毒症、尿蛋白（++）。二氧化氮結合率113mmol/L，尿素氮17.85mmol/L，建議患者去省裏行透析療法。

李老診見患者葫蘆臉形，頭痛、嘔吐、厭食、大便色黑，小便如濃茶，量少。全身腫脹，腰痛如折，口臭，有爛蘋果味。舌苔黑膩，脈沉細澀。證屬腎炎久延，邪實正虛。水濕濁穢入血化毒，三焦逆亂，胃氣敗壞，腎陽衰微。李老擬溫陽益腎、蕩滌蘊濁為治，疏方如下：

附子30克，大黃15克，細辛10克，紅參（**另燉**）、五靈脂各15克，生半夏、茯苓各30克，豬苓、澤瀉、焦三仙各15克，炙甘草10克，腎四味各15克，芒硝15克（分沖），鮮生薑30克，薑汁10毫升（兌入），大棗10枚，3劑。

9月21日二診：患者按上方服後嘔止，食納增，小便漸多，色轉淡。李老將原方去生半夏，鮮生薑減為10片，加生黃耆45克，令續服3劑。

9月25日三診：患者女兒來告知李老，患者黑便變為黃軟便，尿多色清，下肢腫脹已退其半，食納大增。然而，由於農村條件有限，無法化驗，藥既中病，邪去正安有望。李老又將原方大黃、芒硝減為10克，生黃耆加至60克，再服10劑。

10月7日四診：患者坐車進城，腫全消，食納逾常。到城關醫院化驗血、尿均無異常發現。然患者邪退正虛，氣短懶言，腰仍微困。

李老予培元固本散（全河車1具，黃毛茸50克，三七100克一料善後，高麗參、琥珀各50克，製粉，每次3克，2次/日，熱黃酒送下）一料善後，後追訪5年，一切如常。

[**病案** 6] 李老治尿毒症瀕危案

患者，男，29歲。1987年秋患尿毒症，住市中心醫院接受透析療法已2個月，病情惡化，專程到靈石邀李老診視。見患者面色灰暗，嘔吐涎沫不止，口臭，有爛蘋果味，牙齦出血，大便黑糊狀，小便如濃茶，腹脹，四肢厥冷，神昏嗜睡。脈弦細而勁，苔黑潤。昨日化驗，尿常規：蛋白（+++），白細胞5～10，紅細胞滿視野。血常規：尿素氮21.42mmol/L，二氧化氮結合率129mmol/L。

李老分析此乃腎炎久延，聚水成毒，深入血分，濁邪瀰漫三焦，胃氣敗壞，腎陽垂絕之關格大症。唯勉擬溫陽益腎，蕩滌濕濁，醒脾救腎之方如下：

附子100克，腎四味各20克，紅參20克（**另燉**），五靈脂10克，酒大黃30克，細辛15克，芒硝20克（**分沖**），油桂10克，焦三仙各15克，茯苓30克，生半夏30克，豬苓、澤瀉、吳茱萸各15克，炙甘草10克，麝香1克（**沖**），鮮生薑30克，薑汁10毫升（**兌入**），大棗12枚。

加冷水1500毫升，文火煮取400毫升，兌入參汁、薑汁，沖化芒硝，3次分服，3小時1次，每次另服麝香0.3克，1劑。

當晚，李老親自留住辦事處，以觀機變。次晨，患者弟弟面有喜色，李老與之同赴醫院。見患者已坐於床上，語聲清朗，告知李老昨日服藥後，共瀉下穢臭便3次，頓覺頭腦清醒，全身舒適，嘔吐已止。半夜覺餓，喝牛奶1杯，吃蛋糕1塊、掛麵湯1碗。藥既中病，李老囑其再服3劑，後返

縣。事隔半月，患者之弟再次邀診李老，說病人已陷入昏睡狀態，不知還有救否？

李老詢其致變之由，其弟言：藥房拒絕配藥，便找一位老大夫抄處方，其大吃一驚，說如此重病，豈敢再瀉？於是，另擬一方，患者服下3日後病情急轉直下，已發病危通知。李老唯嘆為時晚矣，遂婉辭。

尿毒症的症結在毒入血分，邪實正虛。以加味大黃附子湯溫陽瀉濁，邪去則正安，乃唯一救治良法。李老感慨：瀉法既已得效，何以不問青紅皂白改投補法？藥貴對症，邪毒囂張，大黃即是仙丹，人參反為鴆毒。可嘆！

李老應用上法救治尿毒症，然他老人家謙虛地表示，如此不過是一個思路，一種苗頭，不足為法，唯望我輩廣大中青年中醫再在廣泛的臨床治病過程中去探索實踐。

[**病案** 7] 李老治肝硬化腹水案 1

郭某，40歲前患急性無黃疸型肝炎，醫者套用黃疸型肝炎之茵陳蒿湯數十劑，收效甚微，**轉氨酶居高不下**，又加貫眾、板藍根、金銀花、連翹服60餘劑，經治4個月，漸漸食少、腹脹、便稀、倦怠思睡，經縣醫院內科複查，又發現B肝，遂定為「慢性遷延性A、B混合型肝炎，肝硬化腹水」。聽人胡謅「風勞氣臌膈，閻王座上客」，心灰意冷，整日蒙頭大睡，家人邀李老診治。

詢知患者一生嗜酒，面色黯，肝區刺痛不移，肝在肋下2橫指，質硬，拒按。不渴，尿少，色如濃茶，腰困膝軟，

食入脹增，瑟縮畏寒。舌淡胖，左邊有瘀斑，脈弦遲，60次/分，證屬飲酒傷脾，濕熱聚於中焦；過用苦寒攻下，熱去濕戀，變為寒濕。濕困脾陽，水蓄於中，延久損及腎，腎陽一衰，蒸化無權，氣化不行，氣滯血瘀而成有形癥積的單腹脹大症。擬溫氏奔豚湯加味，益火之源，化濕醒脾，行氣化瘀，重建三焦氣化為治：

附子15克，肉桂10克，沉香3克（**磨汁兑入**），砂仁3克，生山藥30克，茯苓30克，澤瀉、川牛膝、紅參（**另燉**）、五靈脂、公丁香、鬱金、桃仁、紅花、藿香、佩蘭、炙甘草各10克，炒麥芽60克，柴胡10克，鮮生薑5片，大棗6枚。

煎取濃汁300毫升，日分3次服。服至食納大增時，加腎四味各10克，胡桃4枚，鼓舞腎氣。煎取濃汁600毫升，日分3次服，10劑，

上方服至5劑後，小便日漸增多，色轉淡，腹脹大鬆，時時覺餓。10劑服完肝疼輕微，肝回縮至肋下1橫指，腰困畏寒除，病退大半，原方再服10劑。

上藥服完，諸症悉除，肝腫在肋下稍能觸及，日進食斤半多。精神健旺，恢復工作。囑終身戒酒，慎飲食，節房室，散劑培元固本，緩圖根治：

三七100克，藏紅花30克，琥珀、高麗參、五靈脂、茸尖、炮甲珠、土鱉蟲、雞內金、葛花、焦建麯（**六神麯**）各50克，全河車1具。製粉裝膠囊，每服6粒，2次/日。

上藥服1料，複查肝功能正常，腹水盡消，追訪至66歲，

健康無病。

[病案 8] 李老治肝硬化腹水案 2

張某，男，23 歲，西安交大學生。1989 年患隱匿型 B 肝，發現時已成肝硬化腹水。肝在肋下 2 橫指，質硬，脾在肋下 2 橫指。食少腹脹，右肋下刺痛不移，煩躁易怒，目珠微突。面色黧黑，眼圈黑，唇黯，舌兩側瘀斑成條。暑假回太原，邀余診治。脈弦而澀，夜多噩夢，畏服湯劑。師化癥回生丹、大黃䗪蟲丸意，予益氣培元，化瘀消癥：

鱉甲膠、三七各 100 克，琥珀、紅參、塊靈脂、土鱉蟲、生水蛇、炮甲珠、醋柴胡、茯苓、當歸、芍藥、雞內金、上沉香、桃仁、藏紅花、全蠍、蜈蚣各 30 克，全河車 1 具，夏枯草 500 克。熬膏合煉蜜為丸 10 克重，每服 1 丸，3 次／日。

上藥服月餘，自覺症狀消失，去某醫院複查，B 肝 5 項（－），肝脾（－）。追訪至患者大學畢業，參加工作，除目珠仍微突，餘無異常發現。

[病案 9] 李老治肝硬化腹水案 3

陳某，女，60 歲，1980 年 4 月，患肝硬化 7 年，重度腹水，肚大如甕，青筋外露，畏寒不渴，下肢爛腫，胸背四肢布滿蜘蛛痣，面黧黑，肌膚甲錯，便燥如羊糞球，三五日一行。左天樞壓痛甚著，脈沉弦，舌淡齒痕，舌尖，舌左邊瘀斑成片。

予真武湯加紅參、五靈脂、麻黃各 10 克，大黃䗪蟲丸 2

丸（包煎），溫通之。一服得汗，小便日夜 2000 毫升以上，下淤泥樣黑便，日二行，稍見氣怯。原方去麻黃，又服 10 劑，腹水消盡。予培元固本散加土鱉蟲、生水蛭、清全蠍、大蜈蚣 100 克，服完痊癒。追訪至患者 80 高齡，甚健壯。

李老用此法經治重症肝硬化，有案可查者 17 例，均癒。

附：何育豪醫生治胡桃夾綜合徵案（陳長青老師指導）

洪某，女，67 歲。於 2022 年 6 月份體檢發現尿常規提示尿隱血（+），尿蛋白（+++），肌酐未見明顯異常，完善腎臟血管彩超、腎臟及其腎上腺彩超等檢查後確診為胡桃夾綜合徵。2022 年 9 月 21 日查 24 小時尿蛋白總量 652.16 毫克，24 小時微量尿蛋白 512.16 毫克。身高 155 公分，體重 40$^+$ 公斤。胃納可，未見反酸、燒心，入睡困難，早醒，夜尿 1~2 次。大便呈羊糞狀，每日 1 次。舌淡暗紅，苔白厚膩，舌中有人字形深裂紋，舌印（-），腮印（-）。予補中益氣湯合桃核承氣湯為底方。

予處方如下：

黃耆 90 克，白朮 15 克，蒸陳皮 10 克，黨參 15 克，柴胡 10 克，廣升麻 20 克，炒甘草 15 克，當歸頭 15 克，桃仁 15 克（打碎），酒大黃 20 克，赤芍 45 克，桂枝 30 克，玉米鬚 60 克，草薢 15 克，萹蓄 10 克，茯苓 45 克，防己 15 克，茵陳 15 克，川木通 10 克，熟附子 15 克，豬苓 15 克。

上方服藥 2 週後，複查 24 小時尿蛋白總量 238.14 毫克，24 小時微量尿蛋白 167.67 毫克。改方以補中益氣湯 + 補絡

補管湯加減治療。

副炮台耆45克，蒼朮15克，蒸陳皮5克，生曬參片15克，北柴胡5克，廣升麻10克，炒甘草5克，當歸尾10克，酒大黃10克，甜葉菊2克，地龍10克，川牛膝10克，炒五靈脂15克（包煎），蠶沙15克，琥珀6克（研末沖服），大薊30克。

服藥28劑，已逾兩月，2023年7月25號複查：24小時尿蛋白總量206.4毫克，24小時尿微量蛋白204.68毫克。後數月未有明顯進展，考慮患者停藥則口苦，舌苔一直厚膩，期間一直用化濁之藥，未見明顯減退，考慮「清陽不升，濁陰不降」，但患者又有口乾，舌苔雖厚，但質乾，遂加玄參增液行舟，亦增泡吳茱萸化上焦濁氣。

副炮台耆30克，蒼朮15克，蒸陳皮15克，生曬參片10克，北柴胡5克，廣升麻20克，炒甘草5克，當歸尾10克，酒大黃10克，甜葉菊2克，生懷牛膝10克，炒五靈脂30克（包煎），蠶沙30克，琥珀6克（研末沖服），茯苓20克，豬苓10克，玄參30克，泡吳茱萸10克。

服藥7劑後於2023年12月30日複診：患者24小時尿蛋白總量143毫克（已在正常值範圍內），24小時尿微量蛋白128.52毫克（較前有明顯下降）。

引火歸原法

一、引火歸原的概念與傅山引火湯

引火歸原，顧名思義，即治療因患者陽氣脫離了原本應處的位置而致疾病的方法，此病機為「火不歸原」。

治療火不歸原證的主方正是引火湯。引火湯首先由傅青主（傅山）發明。其方組為：

熟地黃 90 克，鹽巴戟肉、天冬、麥冬各 30 克，茯苓 15 克，五味子 6 克。大補腎水，滋養肺陰，溫補腎陽，利水下行，從而實現壯水、斂火、導龍歸海的作用。

在實際臨床應用中，由於火不歸原所引起的三叉神經痛必夾雷火，因巔頂之上唯厥陰可到。肝火暴虐，在大滋真陰、引火歸原之中，必佐柔肝寧絡之品。全方組成如下：

熟地黃 90 克，鹽巴戟肉、天麥冬各 30 克，茯苓 15 克，五味子 6 克，白芍 100 克，炙甘草 30 克，細辛 15 克，全蠍 12 隻，蜈蚣 3 條（*研末沖服*）。

脾胃虛弱者，易致滑泄，加薑炭 10 克、砂仁 10 克（*與熟地黃拌搗*）。

龍雷之火上奔無制者，加油桂粉 1.5 克（*刮去粗皮研*

粉，蒸爛小米為丸，藥前先吞），引無根之火降而歸腎，見效尤速。

火不歸原證根本之問題為腎水大虧，腎陰不足，水不能抱火。表現為火太猛、太多。具體表現如面赤如醉、口舌生瘡、牙齦腫痛、咽喉腫痛、面紅如妝等，表現出一派火象，下面列舉數例驗案加以論述。

【典型案例】

[**病案** 1] 李老治卒中前兆案

趙某，女，65 歲，1984 年 1 月 22 日初診。10 年前經李老所在醫院內科診為原發性高血壓（低壓偏高，持續在 100～110mmHg）、腦動脈硬化。長期服用降壓藥及清腦瀉火中成藥。

入冬以來，眩暈加重，手指麻木，膝軟，足下如踏棉絮。曾多次跌仆，以致不敢下炕走動，舌短語澀。近來口舌生瘡，口渴，飲多尿多，舌體熱如火燎，雙膝獨冷如冰。脈弦勁搏大，舌紅無苔而乾。

脈證合參屬陰虛陽浮，龍火上燔。李老認為法宜大滋真陰，引火歸原：

熟地黃 90 克，鹽巴戟肉、二冬各 30 克，茯苓 15 克，五味子 6 克，油桂 1.5 克（沖），3 劑。

1 月 26 日二診：患者諸症皆癒，已扔掉拐杖，健步如常。

3 月 8 日晚，患者步行去李老家中拜訪，面色清朗，談笑自如，唯覺耳鳴如蟬聲。仍是腎水虧於下，初春陽升，龍

火不能潛藏。李老遂擬引火湯合耳聾左慈丸，加菖蒲助患者啟竅：

引火湯加柴胡6克，活滋石、生龍牡各30克，菖蒲10克。

上方服3劑，患者耳鳴亦癒，已無不適。

李老認為火不歸原也是卒中的一種類型。然與他型治法大異。當中醫的「證」與現代醫學的「病」發生衝突時，要毫不猶豫地捨「病」從「證」，一切局部的病變，皆由整體失調所派生，中醫學的「證」，正是人體陰陽氣血，五臟生剋，氣機升降 — 整體失調在患病階段的特殊矛盾的集中體現。其中，證更包含了「個體特異性」，即同樣的病在不同的病人身上有特異的表現，更是辨證的關鍵。

故治「證」即是調節整體，整體康復，則局部的病變常可奇蹟般地不治自癒。

[**病案2**] 李老治血管神經性頭痛案

李某，女，38歲，住院病人。患者因劇烈右偏頭痛7日，於1984年3月24日入院。經某院神經內科診為血管神經性頭痛，經用安絡痛、當歸注射液穴位封閉不能控制，特邀李老會診。

患者面赤如醉，自覺近1個月以來，每到太陽出山便覺有熱流上攻頭面，烘熱難忍。至3月19日拂曉，突覺熱流攻衝不止，右下頜角突然如電擊、火灼，陣陣劇痛，3～5分鐘發作1次。

患者每次發病，皆從上頜角頰車穴下方呈弧形向後經風池穴竄至右太陽、下關，復入頰車穴。如此反覆發作 10 餘次，戛然而止，移時又發作如前。每日 5：00 痛起，日中痛劇，下午 5：00 漸鬆，太陽落山即痛止，入夜則如常人。每日如此，循環不已，已 17 日。便燥口乾，雙膝獨冷，夜難成寐。脈洪大而虛，舌光紅無苔。

李老當即脈證合參，認為患者屬腎陰虧損，陰不抱陽，水淺不養龍，故龍雷之火上奔無制。正所謂陰虛之患，寅末日將出（陽升）而病，日中陽氣大盛，故病重。日落陽氣衰，得天時之助而暫癒。入夜陰氣漸充，故如常人。

因此，治法宜大劑滋水，導龍歸海，引火歸原，佐入酸甘柔肝緩急：

引火湯（熟地黃 90 克，鹽巴戟肉、天麥冬各 30 克，茯苓 15 克，五味子 6 克），白芍 100 克，炙甘草 30 克，酸棗仁 30 克，葛根 60 克。

4 月 6 日二診：患者藥進 3 劑，服藥後當天熱流攻衝之勢大緩，次日烘熱止而痛亦止。偶於下午 2：00〜3：00 時有短暫發作，一閃即過。脈斂，面色轉淡，舌上生出薄白苔，帶原方 3 劑出院。後追訪 3 年未復發。

[**病案 3**] 李老治三叉神經痛痼疾案

裴某之妻，55 歲，1984 年 3 月 26 日初診。患「原發性三叉神經痛」8 年，迭用乙醇封閉、針灸，服中藥百劑皆無效。

近年來發作頻繁，若外受風寒，大喜大怒，過度勞累，高聲講話，咀嚼食物，洗臉刷牙、打呵欠皆能觸發。8年前，患者僅下頜支患病，兩年後累及上頜支，1983年冬眼支亦病。患者以為齲齒作痛，牙已拔光，病勢卻日漸嚴重，以致不敢進食咀嚼，以流質食物維持不餓，致消瘦脫形，弱不禁風。

患者此次發病已3日，病前無故右眼赤如鳩目，淚如泉湧，日夜不止，右耳鳴如潮聲。因大聲呼喚幼子起床，冷風拂面，突覺畏寒。同時覺有熱氣從右腳心沿腿內側上攻頭面，迅如閃電。旋即整個右頭部如蛇咬蠍螫，火灼電擊，劇痛嚎哭，驚擾四鄰。

發作1次約5分鐘，頻發30餘次，已歷3小時之久。頭暈腳軟，足膝冰冷，口乾便燥，3～4日一行。

李老診患者脈洪大無倫，舌乾紅無苔。

患者年逾五旬，腎氣已衰，腎陰下奪，陰不斂陽。時值春令，陽氣升發。腳底為腎經循行始發部位，龍雷之火不能下安宅窟，循經上攻，上奔衝擊無制。

李老遂擬傅山引火湯合芍藥甘草湯大劑，滋陰斂陽，引火歸原，柔肝緩急，以制雷火，3劑。

引火湯（熟地黃90克，鹽巴戟肉、天麥冬各30克，茯苓15克，五味子6克），白芍100克，炙甘草30克，酸棗仁30克，葛根60克。

3月29日二診：服藥後，患者腳底上衝之氣已斂，發病次數逐日減少。每有發作，一閃即過，已可耐受。洪象已斂，目赤、耳鳴均癒。

李老考慮患者多年痼疾，久痛入絡，佐以蟲類藥搜剔，更加細辛引入少陰而驅伏寒，兼寓「火鬱發之」之意。

　　原方加細辛 15 克、全蠍 12 隻、蜈蚣 2 條研末沖服。

　　4 月 4 日三診：患者按上方服 5 劑，發作停止，已 4 日未發。全家人大喜過望，患者丈夫對李老戲云：「真如死囚遇大赦，不用提有多高興了。」

　　李老囑按原方再服 3 劑鞏固。後追訪 10 年，未復發。

　　李老在此講述到，本病為臨床常見疑難病之一。各家多從風、寒、痰、火、瘀論治，或可見效於一時，後必復發。蓋本病正虛為本，病機在腎，當從腎論治。《素問·五臟生成篇》：「頭痛巔疾，下虛上實，過在足少陰、巨陽，甚則入腎。」

　　縱觀李老歷年病例，此類患者約在百人之數，悉屬腎陰下虧，龍雷之火上燔，無一例外。病程愈久，病機愈顯。

　　滋陰學派在中醫史上建有豐功偉績，但丹溪翁為糾時弊，矯枉過正，混淆五臟之火與六淫外邪之火的區別，竟把肝腎虛火視為「元氣之賊」，而用苦寒攻伐，所創「陽常有餘」說，更違《黃帝內經》之本義。以丹溪法治虛勞，百難救一，貽害尤烈。

[**病案 4**] 李老治鼻衄奇症案

　　邢某，女，51 歲。1971 年 1 月 8 日，從凌晨 4：00 起鼻腔大出血，至晚 8：00 不止，出血已有 5 中碗，約 3000 毫升，仍滴瀝不斷，頭暈不能起床，心悸而喘。其面色不僅

毫無蒼白之色，反紅赤如醉酒狀，脈大無倫，按之空軟，實即「芤」脈之如按蔥管。李老遇血證無數，「芤」脈卻是首次親見。

患者雙膝獨冷，不渴，舌紅無苔。血壓正常。患者從 42 歲起發病，一年數發，已歷 9 年。此由陰虛不能抱陽，腎中真火離位上奔所致，遂予大劑引火湯：

熟地黃 90 克，鹽巴戟肉、天麥冬各 30 克，茯苓 15 克，五味子 6 克，山萸肉、阿膠（化入）各 30 克，本人頭髮製炭 3 克（沖服），懷牛膝 30 克，油桂 3 克（米丸先吞）。

患者上方服 1 劑出血立止，又連服 2 劑，痊癒。

1984 年 1 月 18 日，即 13 年之後，患者又突發大衄盈碗。自行按 1971 年舊方連服 3 劑，又癒。

[病案 5] 李老治鼻衄案

張某，男，1983 年 12 月 23 日因鼻大出血急診入院，五官科邀李老會診。

患者有多次大出血史：39 歲時，因與人吵架，當晚 9：00 鼻出血如噴射狀，急診入院無法控制，急轉太谷，此段時間出血約 4 痰盂。從靈石至太谷出血約 7 大茶缸，從靈石某醫院坐車去車站，一路血從車上流淌，如殺豬狀。患者上車休克，到晉中某醫院後，送至急診室 3 小時左右經電烙止血而癒。

41 歲時，又因夫妻爭吵，再次大出血，徑直去太谷電烙止血。48 歲時又因兒媳分居，一時氣上，突然出血約 2 臉盆。

經靈石某醫院五官科行鼻腔骨膜下蒸餾水注入而止血。此次又因事不遂心，鬱怒不快，突然出血 1 痰盂。急診入院後診為「高血壓引起右鼻腔動脈破裂出血」。繼用前法止血。大衄漸止，淋漓不斷又 10 日，至今尚未能控制。

　　李老診時見，患者肥胖體形，一生從事廚師工作，面赤如醉，目赤氣粗，血壓 150/100mmHg。頭暈面痛，足膝軟弱，腳下如踏棉絮，腰困痛如欲斷裂，夜不能寐。全身常覺烘烘冒火，但凡動氣，心中立即發熱如焚。待熱氣上攻入腦，鼻出血便如水槍噴射，堵鼻則從口出，閉口則從鼻出。

　　凡見面赤如醉，便是出血先兆。右脈弦大無倫，寸部特大，直上魚際，左三部沉細，尺部不靜。捫其雙膝，獨冷如冰，舌乾紅無苔。患者一生從事廚師工作，經年累月，熱氣薰蒸。且陽火偏亢，極易動怒，五志過極化火，迫血妄行，便是屢屢出血之原因。

　　如今患者年過五旬，腎陰已虧於下，水淺則龍雷之火不安宅窟，時時上奔衝激。擬壯水之主，以制陽光，潛鎮氣浮，引火歸原。故以引火湯合黃連阿膠雞子黃湯加赭石、懷牛膝、生龍牡，佐小量油桂、童便送下，引入至陰之處：

　　熟地 90 克，鹽巴戟肉、二冬各 30 克，茯苓 15 克，五味子 6 克，黃連 10 克，阿膠 30 克（化入），赭石細末、懷牛膝、生龍牡粉各 30 克，油桂 1.5 克（沖），蛋黃 1 枚（沖），童便 1 杯兌入，3 劑。

　　12 月 26 日，患者藥進 3 劑，鼻衄全止，血壓復常。右脈已斂，左脈略起。舌質仍紅。李老予原方 3 劑，痊癒出院。

1984年2月26日，患者來五官科複查，血壓正常，腰困大減。全身烘熱10餘年，自服中藥後，今年基本不熱，眠食俱佳，腳跟已穩，頭重腳輕之勢改觀。六脈弦大搏指之象轉為和緩從容，舌淡紅，有薄白苔。

李老囑患者按1983年方再進30劑，以使陰平陽秘，怡悅情懷，善自調攝。之後，凡同鎮有人來李老處求醫，患者必令人捎口信，多年不輟，一直健康平順。

二、火不歸原證的機理

李老論述火不歸原證之機理：本證分寒、熱二型，寒為本，熱為標，寒證積聚日久，變生熱證。

蓋腎為先天之本，內寄命門真火，為水火之臟。腎中水火，共處一宅。《道德經》中講：「萬物負陰而抱陽，沖氣以為和。」水火相抱，陰平陽秘。水足則火藏於下，溫煦臟腑，統領一身之氣化，是為健康無病。

若因外感內傷，致水虧於下，則火失其制，古人喻為水淺不養龍，於是離位上奔；或腎水寒極，逼真火浮游於上，致成火不歸原之證。且肝腎同源，腎水既虧，肝失滋榮，肝中所寄之雷火，勢必隨腎中龍火上燔，而成燎原之勢，而見種種上熱見證，如頭痛、頭暈、牙痛、齒浮、鼻衄、齒衄，目赤如鳩，面赤如醉、心悸暴喘、耳鳴如潮、口舌生瘡、咽痛如火灼等。

以上，為如何判斷火不歸原及其會出現的諸多症狀。

從中醫病機角度出發，李可老中醫對火不歸原證作出進一步的解釋：「肝為生命的萌芽，屬六氣中的厥陰風木之氣，善動而疏泄。又名相火、雷火（元陽為龍火）。《黃帝內經》定位『君火以明，相火以位』。相火之位在下，在水之中，即為坎中一點真陽。」

當下焦水寒，逼陽上浮、外越之際，龍未動，雷先動，故亡陽證最早出現寒熱往來，虛汗淋漓，目睛上竄，喘不能續，勢危欲脫。這即是肝風動，元氣將脫之兆。

火不歸原證的病機既明，治法當用「甚者從之」之法，切勿認為「相火為元氣之賊」需泄之，泄之則反。水虧者，以引火湯壯水斂火，導龍歸海；水寒者，以引火湯加油桂1.5克，飯丸先吞，溫臟斂陽，引火歸原。水寒甚者，則屬於「寒奔豚」，要用溫氏奔豚湯。

若誤以實火正治，苦寒直折，釜底抽薪諸法，非但不能癒疾，反致變生不測。西晉王叔和注解《黃帝內經》，對龍雷之火的病機、治則有詳盡闡發，宜精讀。中醫學著名的調燮陰陽大法：益火之原，以消陰翳；壯水之主，以制陽光，以及五行生剋制化、「亢害承制」諸論，皆源出於此。

三、火不歸原證的診斷要點

龍雷之火為臟腑內生虛火，與六淫外邪實火大不相同，有以下5點，可資鑒別：

1. 雙膝獨冷，上下溫度如常，獨膝蓋部冷如冰。

2. 來勢暴急跋扈，如迅雷閃電，頃刻生變，外感多漸變，火不歸原多突變。

3. 隨陰陽盛衰之年節律、日節律演變，天人相應現象最著，如冬至陽生則病，春令陽升轉重，夏至陰生漸緩，日出病作，日中病甚，日落病緩，入夜自癒。

4. 熱勢烘烘，或由腳底，或由臍下，上攻頭面，外感無此病象，若出現此象，按火不歸原論治，誤用苦寒直折則危。

5. 不渴尿多，或渴喜熱飲。

以上即為火不歸原證治之大略。

附1：陳長青治三叉神經痛案

患者，女，44歲，2016年9月10日初診。自覺面部皮膚疼痛一年餘，同時伴有左側牙痛半年。一年前某日，患者洗臉時覺察臉上皮膚稍有刺痛感，後逐漸開始出現左側牙痛，刷牙、吃飯均會牽動作痛。

於醫院檢查診斷為三叉神經痛，服治療神經痛常用藥卡馬西平。同時還服用了潑尼松、馬來酸氯苯那敏、土黴素、氯黴素等西藥。然服藥後，患者不但疼痛未得到緩解，反而臉腫，手抖更劇，聲音發顫，食慾不振。

問診中筆者得知患者手抖乃家族性遺傳。痛發時，患者左邊牙齒到面頰痛如火灼，每次持續幾分鐘，每天發作數次至數十次，無甚規律，遇涼作痛，遇熱亦痛。患者將頭裹住，自覺發汗則痛感減輕。

自述怕冷又怕熱，大便正常，入睡困難，月經正常。舌

質淡紫，苔根厚膩微黃，舌絡紫暗。脈左關弦滑，尺脈沉細，右脈寸關弦滑，尺脈沉細。

考慮患者火不歸原，予引火湯，加芍藥甘草湯、止痙散，同時加生三石（生龍骨、生牡蠣、活磁石）斂降陽氣，另加南星、骨碎補治牙痛。

此處須知，患者患三叉神經痛也會表現出牙痛，故易被誤診為牙痛。上方藥粉沖服，4劑，同時服根據李老偏正頭風散所製的偏正制頭風膠囊。

二診：患者疼痛發作次數減少，程度減輕。但若食甜、熱食物，洗臉、刷牙仍易誘發。此段時間常感脖子僵痛，跑步時小便不能自控，冬天手腳冰冷，少汗，睡眠差。此時，止痛藥卡馬西平已停藥4天。原方不變，同時加半夏秫米湯改善睡眠。外用漢古自製引火歸原貼於湧泉穴上。

三診：患者疼痛明顯緩解，僅刷牙之時牙齒稍痛，按方續服15劑。

前後共經6診，病情逐漸好轉。後回訪，患者告知疼痛偶爾發作，但時間短、程度輕，多因刷牙、洗臉或咀嚼才會誘發。

附2：陳長青治日光性皮炎案

患者，女，13歲，因兩頰紅斑持續7個多月未消來診。病起前一年夏，每至下午，患者兩頰上泛潮紅，吹涼風可退。然至第二年7月，潮紅仍現，難消，範圍約5cm×6cm，邊界清晰。患者自覺紅處發熱、發燙，用冰袋敷後方覺舒服，此

時已不能自主消退。

　　入皮膚病醫院檢查，排除紅斑狼瘡，服用涼血祛風解毒之藥幾十劑，無明顯效果。皮膚病醫院懷疑為接觸性皮炎，採取激素治療，紅腫果然很快消退，但停激素後，患者在體育課上曬了太陽，臉部紅斑便再次爆發。

　　問診得知患者平素腳冷，月經淋漓不盡，時有小腿抽搐，久行氣促，平素情緒暴躁，多噩夢，怕熱，口乾喜熱飲，大便乾燥，食慾不振。筆者令其閉眼伸手，手微抖。舌尖紅，滿布紅點，苔薄白，舌根白膩苔，舌絡細長，脈滑數。

　　患者雖無上文李老案例中患者的光紅無苔舌質，但基本症狀如手腳冷、紅斑爆發、口渴這些陽氣不能潛藏的症狀卻是非常典型的。所以，患者火不歸原並非全部都有明確的舌質光紅無苔之表現，需綜合分析之。

　　患者兩頰紅斑如胭脂紅妝一般，似戲劇臉譜，彭子益陽氣的圓運動學說中提道：「陽氣要潛藏而不露。一處陽氣可見，一處就是病。」故此患者症狀便屬於陽氣外露，不能潛藏的典型表現。

　　此時絕不能完全照搬引火湯大滋腎水，因該患者腎水虧虛之表現並不明顯，陽氣外露之表現尤甚。故用方：潛陽封髓丹，黃柏、薑汁砂仁配炙甘草即封髓丹，龜甲、熟附片、炙甘草即潛陽丹。涼血清熱、化濕解毒，開通中焦，以斂降肺氣、陽氣。同時合上阿膠、黃連，仿黃連阿膠雞子黃湯之意，調理月經，共6劑。每次兌入童便30毫升，引陽入陰。涼服，防止刺激浮越於上的陽氣，致症狀加重。

服藥時間為中午 11：00、下午 5：00、晚上 11：00。中午為陽氣最盛之時，午時是陽氣由陽轉陰的轉折點，此時服藥，可加強陽氣的下降、陰氣的承接。下午 5：00 是傍晚時分，陽氣已經開始下降，此時服藥加速陽氣下降。晚上 11：00，子時亦是陰陽交接之時，透過服藥可使陽氣降得更深、更沉。

服藥後，患者症狀逐漸減輕，後不再復發，恢復正常白裏透紅之氣色。

四、寒奔豚與溫氏奔豚湯

1. 寒奔豚

筆者認為，火不歸原證其實也屬奔豚證，可稱為「熱奔豚」，為陰不斂陽，水淺不能養龍，導致陽氣上奔。此外，由於腎水太寒，逼迫陽氣（即腎中的一點元陽）上浮，臨床中更為多見，即「寒奔豚」。寒奔豚，則需用到溫氏奔豚湯。

八脈病有兩大特點：一是久治不癒的「頻發痼疾」，二是「定時發作」類的病症。清代葉天士《臨證指南醫案》對治療八脈病變有獨特的成功經驗。經方桂枝加桂湯是治療奔豚症──衝脈病變的特效方。溫碧泉老師所創的「奔豚湯」則是通治八脈病變的特效方劑。

2. 溫氏奔豚湯組成、主治

本方由附子、肉桂、紅參、沉香、砂仁、山藥、茯苓、澤瀉、牛膝、炙甘草組成，是溫碧泉老師的經驗方，與《金

匱要略》中「奔豚湯」名同方異。

　　本方由人參四逆湯去乾薑，桂附理中湯去白朮，桂附八味丸去熟地黃、牡丹皮、山萸肉，加沉香、砂仁、牛膝而成，是一首純陽益火、救困扶危的妙方。溫熱靈動，徹上徹下，通行十二經表裏內外。功能溫養先天命門真火，救元陽之衰亡，固元氣之厥脫。補火生土，化濕醒脾，補土制水，而消水腫。納氣平喘，安養衝脈；引火歸原，制伏奔豚。消五臟寒積，逐六腑冷凝，除骨脈寒痹，破沉寒痼冷，散寒行氣治諸痛。於大隊辛熱燥藥之中重用一味性潤之山藥，健脾和胃益肺，補腎強精益陰之品為佐，滋陰配陽，共奏益火之原、以消陰翳之效。

　　原方無劑量，李老結合多年臨床運用之經驗，提出：

　　君藥附子，輕症溫養10克，大病陽衰15～30克，危重急症，斬關奪門，破陰救陽100～200克；山藥30克；紅參平劑10克，急救暴脫30克，加山萸肉90～120克；炙甘草平劑為附子的兩倍，當附子破格重用時，保持60克；肉桂平劑10克，火不歸原用小量（3克去粗皮研粉，小米蒸爛為丸，藥前先吞）；沉香、砂仁用小量3～5克，餘藥隨症酌定。

　　煎服法：小劑，加冷水1500毫升，文火煮取600毫升，3次分服。大劑，加冷水2500毫升，文火煮取750毫升，日3夜1服。上有假熱，熱藥冷服，偷渡上焦。

　　原方主治：肝、脾、腎三陰寒證；奔豚氣；寒霍亂，脘腹絞痛；氣上衝逆，上吐下瀉，四肢厥逆，甚則痛厥；寒疝；水腫鼓脹等症。

3. 本方運用要點

以「厥氣上攻」為主症，即方名「奔豚」之取意。「奔豚」為一種發作性疾病，屬衝脈病變。衝為血海，其脈起於小腹，循腹上行，會於咽喉。隸屬肝腎，又隸屬陽明。若腎陽虛衰，肝寒凝滯，寒飲內停，衝脈即不安於位，夾飲邪上逆奔衝，便成本證。當發作時，患者自覺一股冷氣從少腹直衝胸咽，使其喘呼悶塞，危困欲死而痛苦萬分。其證時發時止，發則欲死，止則衝氣漸平，平復如常。與《金匱要略》中所描述的一致。

方中肉桂、沉香直入肝腎，破沉寒痼冷，溫中降逆，為治奔豚之專藥，故投治輒效。

【典型案例】

[**病案 1**] 李老治風心病垂危案

郝某，50 歲，1978 年 6 月初診。其乳母之女李某邀診李老。

患者患風心病 12 年，近兩年出現全身腫脹，腹大如鼓，臍凸胸平，下肢爛腫如泥。某院診為「風心病心衰，心功能 III 級，心房纖顫」。心悸氣喘，畏寒特甚，盛夏猶穿棉襖。已臥床 3 月餘。端坐呼吸，面色青慘，唇指青紫。口鼻氣冷，冷汗淋漓，四肢厥冷。六脈似有似無，或如雀啄，至數模糊。唯下三部之太谿脈尚微弱可辨。舌紫胖水滑，齒痕多。腹診得：臍下築動應衣。患者時覺有冷氣從關元穴處由腹正中線向上攻衝奔迫，衝至咽喉，入即昏厥。

其家屬已備棺木、壽衣。患者神志昏蒙，似睡非睡，少陰亡陽諸症悉見，唯太谿根脈尚微弱可辨，是為一線生機。李老遂勉擬一方，破陰救陽固脫，得效請服10劑。

附子100克，生山藥60克，油桂3克（沖），沉香3克（磨汁兌入），砂仁5克，茯苓、澤瀉各30克，紅參20克（另兌汁），煅紫石英、生龍牡、腎四味各30克，山萸肉90克，炙甘草60克，懷牛膝10克，鮮生薑10片，大棗10枚，核桃4枚（打）。

加冷水2500毫升，文火煮取750毫升，日3夜1服。

患者服藥3劑後，奔豚氣未發，10餘年之心悸亦止，請西醫聽診，纖顫消失。服至7劑時小便增多，日夜可達2000毫升。食納增，喘定，可平臥。全身落屑如脫一層殼，可到戶外散步。

患者服完10劑，水腫全消，精神健旺，秋收大忙時節，已可給生產隊照場。

[**病案**2] 李老治肺心病奇症案

趙某，64歲，1985年1月18日初診。患者從1972年便患有慢性支氣管炎，1977年發展為慢性阻塞性肺氣腫，1982年冬進一步惡化，內科診為肺心病代償期，已達3年。

患者冬至節當日因感冒突然發病。其症，每日寅時先覺臍下築築躍動，隨即有冷氣頻頻從關元穴處上攻至劍突部，即全身抖動，心悸，恐懼，自汗，暴喘。約1小時許漸止。每日如此，反覆發作已20多天。患者面色灰暗，如有薄薄一

層霧氣籠罩，殊為罕見，李老認為恐非吉兆。

患者唇指青紫，頸脈動甚，咳喘頻頻，痰聲如拽鋸，痰稀而味鹹。腰困如折，畏寒，入冬以來足不出戶。食納尚可，便乾結，三五日一行，小便餘瀝不盡。四末冷，雙膝尤冷。舌胖潤紫暗，脈弦遲，60次／分，腹診：臍下躍動逼指，其勢直達下脘。

脈證合參，醫院內科診為肺心病急性感染，血常規：白細胞計數 $1.95 \times 10^9/L$，中性粒細胞90%。似屬外感，然李老細揣證情，認為此絕非外感小恙可比。

考咳喘一症，初病在肺，久必及腎。患者年高，腎氣本衰。加之久病耗傷，重傷腎氣。腎在變動為「慄」，今病而顫抖，正是「慄」義。

腎為先天之本，諸氣之根，元陰元陽之所居，又為封藏之本。今腎之陰陽兩虛，其封藏、納氣、固守之能大衰。又適逢冬至一陽來復，擾動腎宮，致元氣不能下守，時時上奔欲脫。自汗者，非衛氣之虛，乃腎不主閉藏也；暴喘者，非痰實氣壅，乃腎不納氣也。

寅時發病者，寅時屬肺，乃十二經循行之始，經氣之行，全賴腎氣之充，今腎氣衰，經氣起步難。待卯時日出，陽氣旺而病暫止，亦陰陽盛衰之變；心中恐懼者，腎在志為恐也；臍築、厥氣上攻者，腎元失固，且夾衝脈之上奔也；稀痰上湧而味鹹者，腎液上乘也；腰困如折者，腎將憊也；且腎主二陰，陰虧失濡則大便難，陽衰失統則小便多；至若四末冷，亦火之衰，陽氣難達四末也。種種見證，無一不屬於

腎虛欲脫。因此，李老認定若誤用清肺、宣肺，必有暴脫之變，而救治之法，全在一個「固」字。

遂擬溫氏奔豚湯：小劑，熟地黃90克，腎四味、山萸肉、煅紫石英、生龍牡、活磁石，陰陽並補，引火歸原，納氣歸腎，於發作前1小時服。

1月25日二診：前法幸中，患者服藥3劑，諸症悉除，脈沉弦，72次/分，危象已退，熟地黃減至30克，續服3劑。

1月29日三診：患者喜不自勝，自訴3年來唯今冬幸未住院。李老故予培元固本散（人參、蟲草、胎盤、蛤蚧、茸片、三七、琥珀）助其治本。

[病案3] 李老治伏寒奇症案

高某，男，42歲。1985年7月12日10：00，其妻子景老師急來邀診李老。二人至其家中，見酷暑盛夏之際，10平方居室，門窗緊閉。患者身圍棉被，頭頂熱水袋，面色蒼白，大汗淋漓，手冷過肘，足冷過膝，移時呃逆一聲，神情恐慌，口不能言。脈沉遲微細，58次/分，舌淡胖水滑。李老詢之，患者病已6年。1979年底，從天津病歸，已轉勞保。服藥數百劑，不效。

當日外出理髮，店內高懸電扇，患者頓覺冷風從百會、大椎、風池、風府侵入，立即寒顫嘎齒，不能支持。理髮中途，急急返家，十分狼狽。覺上入之冷氣下壓，臍中有強烈之冷氣上攻，二氣在兩乳之間交戰。喘急恐懼，幾近昏厥。

患者病情危急，如此大汗不止，頃刻必有亡陽之變；李老急疏溫氏奔豚湯大劑，溫腎回陽，鎮斂衝氣，加山萸肉90克斂汗固脫。

李老令其家人急煎頻灌，夜12：00前連進2劑。11：00趁熱服藥1次，10分鐘後汗斂，患者覺寒氣下潛至下脘穴處，上攻之勢已弱。11：30再服1次，寒氣下行過臍，腹中鳴響，轉矢氣1次，呃逆止，已能講話。患者頻呼家人速速換熱水袋之水，須保持滾燙，始覺熱氣沿百會穴透入體內，頭皮已燙成紫色而不覺痛。如此怪病，確屬罕見。時已正午，陽氣已旺，患者思睡。囑家人將頭頂之熱水袋綁好後入睡。診脈遲弱，66次／分。肢厥已退至手腕、足踝處。

7月13日二診：當日患者神志清朗，厥回喘定，已能回答詢問。自訴前一夜12：00至1：00之間，覺臍上冷氣又有上攻之勢，但未攻上來，一夜提心吊膽。仍怕風，喉間有水雞聲，舌如前，脈沉弱，77次／分。李老在原方基礎上加生半夏30克，細辛、五味子各10克，鮮生薑10片，大棗10枚，令其日服1劑，共3劑。

7月20日三診：患者情況穩步好轉，痰已消，腰困重。脈搏80次／分。李老改投溫氏奔豚湯大劑，加腎四味各15克，3劑。

7月23日四診：患者已能下床行走一陣，但仍畏風冷，緊抱頭頂熱水袋不放。食納、精神見好。並對李老詳述病之起因，李老始知患者1979年在天津工藝廠時，車間整年不見陽光，陰冷殊甚。日久體質漸衰，不耐風寒，時時感冒。開

始服點西藥尚能抵擋一陣，後來不效，遂改服中藥，每服必全身出汗，汗後可好三五日，未及痊癒，又重複感冒，又服汗劑，暫告緩解。之後，身軟神疲、食少畏寒益甚，終至病倒，獲准告假，休息治療。

患者自覺每感冒一次，即有一點寒氣積於體內。發一次汗可去一點，但仍留一點。先是背部畏風畏冷，雖在盛夏，不敢脫棉花背心。漸覺胸部亦有冷氣流竄，吸入之氣亦冷不可擋。至年底病重返家，7個月感冒40餘次。如此反覆感冒，寒邪一層壓一層，深伏不出。冰冷之氣，由胸及胃，漸入於臍下。

此氣一遇陰雨天，或半夜子時之際，必有突突上攻之勢，氣若攻至胸際，人即不能言語，氣喘不能接續、心中無端恐怖，常覺背後有人影，天晚即足不出戶。腰困特重，坐不是，站不是，躺臥亦不能減。

李老分析，據患者自述以上症情，確屬久病致虛，過用疏解，多汗傷陽，衛外失固，寒邪由皮毛、經絡漸漸深入於臟，已成沉寒痼冷頑症。溫氏奔豚湯既已得效，則知與本證病機相合。李老遂擬續投本湯，加腎四味鼓舞腎氣，紫石英溫腎鎮衝，生山藥滋陰配陽，以此開冰解凍之劑，消磨推蕩冰結之寒積，以黑芥穗之深入血分引藥達於病所，引伏寒漸漸外透：

附子30克，生山藥60克，油桂1.5克（**沖**）、沉香1.5克（**磨汁兌入**），砂仁3克，煅紫石英30克，紅參（**另燉**）、腎四味、澤瀉、懷牛膝、炙甘草各10克，黑芥穗3克。

9月23日五診：患者於兩月內守上方連服43劑，計前後五診，三伏天用附子計1750克，不熱不渴，每服必腹內鳴響，頻頻矢氣，寒邪漸漸外泄。又覺臍中有熱氣轉動，肩背部出汗時有涼氣外冒，腰困大減，食納大增。其長達6年之久的肩背沉困如壓一磨盤之狀始解，畏寒始罷。但外出仍要戴雙層口罩、棉帽，繫圍巾，穿棉大衣。

李老深知患者虛損之途，非旦夕可以圖功。故囑其慎起居，絕房幃，忌生冷，善調攝。每夏服培元固本散一料，溫養五臟，以待正氣來復。

計4年，至1988年，患者的奔豚痼疾終得以根治。其形體漸漸豐滿，3年未曾感冒。

李老敘述，當年7月某晚子時，患者忽覺胸背部——即10年前風寒襲入之處，癢極難忍，隨即每隔三五秒鐘湧出一股冷水，透骨冰涼，手腳大動，敲擊床板呼呼有聲而不能自主，口中大呼痛快，持續半小時漸止。如此連續三晚，背心、衣褲、床褥盡濕。從此，始覺全身暖融融如沐春風，扔掉了戴了整4年的破棉帽，體質與之前判若兩人。

如此，李老不由感慨：積10年之久，陽氣始復，伏寒始透，何其艱難曲折！陰證戰汗，古今少有。

從本病例的經歷看，正邪交爭的焦點全看陽氣的消長進退，陽虛則病，陽衰則危，陽復則生，陽去則死；陽氣易傷難復，故陽常不足。暴病多亡陽，久病多傷陽，傷寒三陰多死證，死於亡陽。老人涕淚自流，小便失禁，乃真陽衰，不能統束諸陰。老人無疾而終，形在神去，便是一具死的軀殼。

[**病案** 4] 李老治噎嗝重症案

楊某，男，71 歲。1983 年 6 月 27 日病危，其家屬邀診李老。詢知患者患胃潰瘍 13 年，1981 年加重，朝食暮吐，嘔涎沫。住晉中某醫院，見食管下端及幽門鋇劑通過受阻，建議剖腹探查未果。去省級某醫院用胃鏡檢查，因賁門強烈痙攣而告失敗。

現症為日均進食 100～150 克，食入即吐，或一二小時後吐出，時嘔涎沫，頻頻打嗝。大便乾結如羊糞球。胃脘絞痛或繞臍作痛，日無寧時，呻吟不絕。眼眶塌陷，一身大肉盡脫。臍下築築躍動，甚則有寒氣從關元穴處上攻胸際而暈厥，日發作 1～2 次，多在午後或夜半。面色黧黑，舌淡胖，多齒痕，脈遲細微。患者畏寒甚，雖在夏季，仍不離棉衣。

李老考慮患者年逾古稀，積勞成損，已成噎膈重症。朝食暮吐，責之無火；當臍號稱神闕，為人身元氣所聚，今躍動震衣，為元氣欲脫；衝氣上攻，皆先天腎氣不固之象。但患者既病經半年，百治罔效，卻又病不致死，脈雖遲細，未致散亂，可見生機未絕。李老遂擬本湯加味，溫腎陽，助元氣，鎮衝逆，降胃氣為治：

附子、油桂、紅參（**另燉**）各 10 克，沉香（**磨汁兑入**）、砂仁（**後下**）各 5 克，茯苓 20 克，川牛膝、澤瀉、炙甘草各 10 克，大棗 25 枚，赭石末、生半夏、鮮生薑、肉蓯蓉、黑芝麻、煅紫石英粉、生山藥各 30 克，吳茱萸 30 克（**另煎三沸，去水入藥**）。

水煎濃汁，兌入參汁，薑汁1盅，少量多次，緩緩呷服，待吐止，1劑分3次服，2劑。

7月2日二診：上方服1劑後，當日嘔止，進食不吐。服第2劑後，於次日下午便下干結如糞球之大便20餘粒，落地有聲，今早大便1次，黃軟。其下焦寒積，時時攻衝之勢，亦減十之八九，腹痛亦止，原方去赭石末、生半夏，吳茱萸減為10克，10劑。

7月21日三診：患者諸症均癒。已能掃地，餵豬。日可進食斤許，時時覺餓。李老囑其在三伏內服：鹿茸底座、全胎盤各100克，三七、琥珀、紅參、魚鰾（蛤粉炒成珠）各50克。製粉，日服2次，每次3克，熱黃酒送下，以血肉有情之品溫養之。此後，李老常於上下班之際，見此患者割豬草、擔豬食、拾破爛，健壯逾於往年。

李老分析，此症死裏逃生，關鍵有三：患者本人一生不好女色，腎氣未致敗亡，一旦胃氣來復，便入佳境；初診得力於重用生半夏、鮮生薑、赭石末以重鎮降逆，破嘔吐關，使藥力直達病所。此症之頑固性食管、幽門痙攣能否解除成為生死關鍵。

西醫之「痙攣」與中醫之「諸寒收引」同理。吳茱萸為開冰解凍之劑，其性辛熱燥烈，直入陽明、厥陰血分，能破沉寒痼冷，解除一切痙攣（熱則佐以黃連）。此藥用至15克以上，當先用開水沖洗7次，老人、小兒、體質弱患者則先另煎三五沸，去水入藥再煎。並加兩倍之鮮生薑，大棗20～30枚，則辛烈減，可保無害，加之，本方溫命火、助元

陽，其功益著。加紫石英善治奇經，溫腎鎮衝，得以奏功。

[**病案 5**] 李老治梅尼爾氏症案 1

趙某，女，38 歲。素來體瘦，近 3 年發胖，體重增加 10 公斤。1979 年 10 月 28 日凌晨 5：00，患者突然頭眩而嘔涎沫，眼睛不敢轉動，左右上下不能看，頭不敢轉側，稍一動時覺周圍房舍飛速旋轉，身若墜於深淵之下，吐出痰涎後稍好。某醫院診為梅尼爾氏症（Ménière's disease）。3 日後同一時間，患者忽覺臍下關元穴有一股冷氣直衝入腦，隨即舌下湧白沫不止而昏厥。

據其婆婆追述，患者發病時如羊羔風，四肢冰冷。曾服滌痰湯、旋覆代赭湯無效。按脈沉滑，形寒肢冷，面色灰滯，舌淡胖，有齒痕。李老認為患者證屬腎陽虛衰，火不生土，脾不運濕，痰飲夾衝氣上攻。遂予本方，附子 30 克，加生龍牡、活磁石、煅紫石英、吳茱萸，溫腎逐寒而鎮衝逆，3 劑後痊癒。

[**病案 6**] 李老治梅尼爾氏症案 2

李某，男，45 歲，1983 年 6 月 23 日初診。病 2 年又 4 個月，羸瘦不堪，面色灰滯。李老詢其症，患者自述先覺胸中空豁，隨即有冷氣從臍下上衝，繼而天旋地轉，耳鳴如潮聲，眼前黑星迸射，嘔逆反酸不止，常常昏倒，腰困如折，背部如冷水澆灌，雙膝冰冷，納少便溏，脈牢堅搏，如雀啄狀，舌紅苔白膩。

李老得知患者月初曾驅出 3 米長縧蟲 1 條，驅蟲後病發更頻。據上脈證，久病見但牢無胃，且見雀啄脈，恐有突變，故勉擬本方重用附子 30 克、山萸肉 120 克，溫養肝腎，生龍牡、活磁石、煅紫石英、吳茱萸顧護元氣，潛鎮衝逆，3 劑。

　　6 月 27 日，患者又到李老門診，面有喜色，知藥後奔豚氣未再萌發，脈亦大見和緩，已無雀啄之象。舌上津潤，膩苔已化。訴藥後尿多，立覺頭暖神清，胸中充實，雙腿有力。後服附桂八味丸 1 個月得以康復。

　　李老分析，梅尼爾氏症，病理為耳迷路積水。本方溫陽化飲，觀患者藥後小便利即可證實。痰飲為病，隨氣升降，無處不到。迷路積水既是病理產物，則濁陰潛居清陽之位，亦屬痰飲之類，故治之得癒。

　　李老治此症約百例以上，少則 3 劑，多則 5 劑必癒。還曾治老婦右目暴盲，查見視神經盤水腫，以本方小劑 5 劑，藥後小便特多，3 日後視力恢復。目疾多火，然陽虛者亦不少見。

　　李老強調，古人所論死證、死脈，未必盡然。大約脈見堅牢，多為純陰無陽，陰霾用事之象。得陽藥則釜底有火，在上之陰凝自化，人身陰陽氣化之理，變幻莫測，但有一線生機，便當救治。

[**病案** 7] 李老治奇經頻發痼疾案

　　趙某，女，31 歲時曾患痛經。經行必有冷氣從臍下直攻中脘六處，少腹與胃脘同時絞痛，嘔涎沫不止，經淨自癒，

月月如此，已達1年之久。

曾服艾附暖官丸、少腹逐瘀丸、女金丹、定坤丹皆無效。李老當時從肝寒立法，用仲景當歸四逆加吳茱萸生薑湯，原方折半量，令患者從經前1日服至經淨，一方連服7劑，痼疾得癒。

12年後，患者已43歲，宿疾又作，自服12年前舊方3劑不效。乃尋至李老門診求治。李老按其脈沉弦搏指，舌淡紅無苔，大便乾。

得知其症為經臨之時，少腹曲骨穴左側有冷氣，上則攻於中脘穴，下則放射到腿部血海穴。冷氣一動，呃逆頻作。泛酸嘔涎，頭眩，足膝冰冷，寒顫如瘧，隨即大汗昏厥，移時自醒。

李老立判患者症情與12年前大異。前者為肝經本經自病，今則八脈皆虛，任督空乏，陰損及陽，肝腎陰寒挾衝脈上攻。

此番當溫命火，暖肝而鎮斂衝脈。遂予溫氏奔豚湯，附子用30克，加當歸、吳茱萸、生龍牡、煅紫石英。

患者經期連服3劑，諸症均癒。且光紅舌上竟生薄白苔，大便亦潤，汗止，寐安，納增，直至絕經，再未發作。

李老由此感慨，陰陽氣化之理，確是奧妙無窮，何以純陽之劑，竟能生苔、潤便？

蓋苔由胃氣蒸化，命門又為釜底之火。此火一旺，則陽生陰長，而生化無窮。精、血、津液皆陰精，陰生於陽而統於陽，必得先天元陽振奮，陰液始能蒸化、敷布。中醫醫理，

不經臨床反覆驗證，不能領悟。

[病案 8] 李老治奇經病案

李某，女，32 歲。1982 年冬行結紮手術後，曾患青黴素過敏休克；後又注射 α- 糜蛋白酶，再次過敏休克。俟後 5 個月，即頻頻出現心悸（132 次 / 分）、氣衝、昏厥，百治不效。其症為雙腿根外側——陽維脈循行部位、臍下各有一股寒氣同時上攻，前面的可達胸際，後面的沿督脈直攻大椎穴。患者立即天旋地轉，昏厥，移時自醒，一日數發，心中恐懼，惶惶不可終日。

李老診脈沉細數（此數脈實是急脈，一呼一吸 7 至以上，每分鐘 130 餘次，虛寒至極，不可再視為熱），尺虛。患者雙膝冷，臍周自覺冷如冰塊。

李老斷其證屬衝任損傷，陰損及陽，八脈失養，衝脈不安其位，例同腎寒奔豚。遂予本方加當歸、煅紫石英、活磁石、生龍牡溫命門之火，固攝下焦元氣，安養衝脈為治。患者服藥 6 劑，痊癒。

[病案 9] 李老治癔症（歇斯底里）案

趙某，女，45 歲。1983 年 11 月 16 日晚 8：00，忽覺舌根部如電擊樣麻辣、抽搐，口不能言，繼而雙腿從踝部以上，震顫抖動不止，寒顫嘎齒，不能自制，10 餘分鐘後漸止。此後，每晚 8：00 準時發病，心蕩神搖，恐懼殊甚。診脈急而細，120 次 / 分。舌紅、口渴喜熱飲。

醫院內科診為癔症，用藥3日不能控制，請李老協治。詢知患者5年前暴崩幾死，久病耗傷，損及於腎，腎陽虛不主溫煦，寒由內生。

李老分析，腎之經脈絡舌本，寒主收引，故舌根麻而抽搐；腎在變動為「慄」，在志為恐，故震顫抖動，無故恐懼；腎精不充，血海空虛，八脈失養，故有此變。

遂予本方加耆、歸、阿膠益氣養血，龜鹿膠填充八脈，生龍牡、活磁石攝納上下而定志。重用附子50克、油桂10克壯命門之火。煎取濃汁300毫升，於每晚7:00病發前1小時頓服。患者藥進1劑，發作停止，3劑後痊癒，後予培元固本散1料以治本。

附：陳長青治寒奔豚證案

注：本病案診次較多，部分變化不大的診次從略。

張某，男，65歲，2015年3月28日初診。患者主訴發作性心前區疼痛，伴全身發冷一年餘。2013年底，因長期高度緊張，過度疲勞後出現極度興奮狀態，日夜工作，持續約一週。一週後突然全身冷汗，隨即暈倒，立刻入某醫院ICU留觀一週，做全身檢查，未發現明顯異常。後又轉到中醫院治療。

時值冬天，患者於中醫院持續輸液治療4個多月。此後開始怕冷，站不穩。曾懷疑冠心病，做冠脈造影未發現任何異常。同時因覺全身發冷，腳冷如冰，還做了下肢動脈造影，亦無問題。再做全身核磁共振，確定神經亦無問題。然而每

日仍反覆發作，上半身燥熱汗出，下半身冰涼，出院以後仍覺得心前區疼痛，並向後背放射。

服諸多中藥，稍有改善。右下肢發涼及雙下肢乏力有所好轉。但每晚仍需到某醫院推注參附注射液，否則心絞痛即會發作。

患者自述每日中午11：30與晚上7：30左右，就覺得有一股熱氣從腰部衝到口中，上半身燥熱卻出冷汗，同時自覺心前區疼痛向後背放射，進而下半身出現一股冷流，迅如閃電穿過。下半身發冷如冰，雙下肢發麻；隨之覺得胸前有一股冷氣上升到口中，在口中冒涼氣。若稍受風寒，晚上怕冷就愈加嚴重，飲自泡紅參黃酒可略微緩解。小便冰涼。

患者找到筆者看病之時已過春分，見其仍著秋衣、毛褲及厚外套。詢之未曾有長期處於寒冷環境之經歷，唯連續輸液4個多月可為其受寒病史。患者舌象淡紫胖大，苔薄而粗膩。腹診：患者關元以下及胃脘部冷如冰。以手心對其膻中穴，似覺被吸取熱量之感。

綜合患者所述病史及見症，診斷其應屬寒奔豚氣，寒極生熱，逼迫下焦元陽上攻，虛陽上浮。故採用溫氏奔豚湯，用生附子60克，加生山萸肉，合上大烏頭湯，同時用了紫石英60g，煅龍骨、煅牡蠣、活磁石各60g，重鎮衝逆。3劑，早7：00、上午10：00、下午5：00分三次服用。輔以艾灸治療。

二診：患者服藥兩劑，前一天上午11：00、晚上7：00仍發作兩次，烘熱且大汗不止。患者來看診時自帶多套衣服，

隨時準備更換，否則汗濕透衣。觸其肌膚溫、汗，除膻中、胃脘和關元等處冰涼外，其他地方是溫的。患者仍覺有冷氣，沿大腿內側及外側下行，如水流下沖，而後覺雙腳發冷，每次發作持續10餘分鐘。

三診：患者服藥後腹痛窘急，腹瀉如水，暴注而下。此乃寒凝得化，需乘勝追擊，遂將附子加到90克，再開5劑。此時雖仍有發作，但是程度明顯減輕，下身所著之毛褲也脫掉了，但上半身出汗仍特別多，一天需換四五件襯衫，腰以下無汗。

四診：守方不變。

五診：患者自覺冷氣外衝之感減輕，發作時間仍然是上午11：00到晚上7：00，四肢轉溫，胸前、臍周較冷。效不更方。附片加到120克，再吃5劑。服後，患者覺寒氣一改從前上衝或下衝，而是向外輻射。以艾灸輔助治療。此時，患者心前區的疼痛有所減輕，但仍不敢停用參附注射液。

七診：服藥30劑，透涼氣之感由冰涼已轉至發涼。發病時間由每天定時發作轉成不定時發作，持續時間10～20分鐘。心前區拘急掣痛感不再明顯。大膽嘗試停用參附注射液一次，夜間冰涼之感和心絞痛的症狀均未發作。再守方5劑。

八診：已服藥35劑，艾灸30餘次，如今敢穿短袖出門。發作時間仍是上午9：00～11：00，下午5：00～7：00，時間明顯縮短，約5分鐘，偶爾仍有心前區拘急掣痛。

九診：患者自述中午12：00及半夜12：00各發作了一次心前區刺痛，刺痛發作後全身發冷，胸口有涼氣向四周擴

散,左脇下、胃脘、左上臂及右側大腿外側冷痛,全身汗出。

繼而追溯其病史,患者言1980年時,因車禍翻車,其左側胸膺部受過傷。遂考慮此次疼痛應是舊傷未完全修復。如今服用諸多祛寒之藥,牽引舊傷而出。在運用扶陽藥物之時,會產生排病反應,將舊患陳傷引出加重,然此實為修復過程。

十診:患者自覺做艾灸時手肘、膕窩有水氣外滲,左上肢皮膚出現紅疹,此為排病反應,繼續守方。

十二診:患者胸膺、左臂紅疹逐漸增多,但其心前區疼痛的症狀,以及夜間、下午發冷的症狀整體在逐漸減輕,甚至消失。

十三診:症狀發作程度大為減輕,每天傍晚繼續推注50毫升參附注射液,胸膺部、左手臂的紅疹較多。自覺乏力,氣力不足。繼續用溫氏奔豚湯,附子加至150克,再加羌活、獨活有托透作用之藥,同時合上丹參飲,通車禍所致停留體內之瘀血。

十四診:患者自6月以來怕冷程度明顯減輕,一週發作的總次數比從前也減少。

十五診:患者左手臂一直到左手尺部、左側胸膺部,包括頸項部均開始有紅疹了,原有部位更是增多。近來四五日,半夜出現流涕、噴嚏,考慮其屬寒邪外透,遂將托透之力加重。用桂枝、細辛代替羌活、獨活,將寒邪從少陰轉出太陽,同時乾薑、肉桂扶陽之力加重。

十六診:患者夜間的噴嚏、流涕症狀消失。左側前臂、

左肘、胸腹的紅疹範圍進一步擴大，說明托透有效，這是風寒外透的表現。

十七診：紅疹略有減退，晚上仍要推注參附注射液。

十九診：患者每隔 3~4 天發作一次，全身發涼，發涼時涼氣從下肢開始，沿大腿外側腹股溝向上傳導。左側胸部的紅疹明顯減少，右側胸膺部紅疹開始增多。期間，患者暴瀉一次塊狀的油脂樣便，量大，瀉後頓覺舒適。當週有 5 天未去推注參附注射液。

二十診：患者胸部、上肢還有一些小紅疹。艾灸時出汗明顯減少，換衣頻率降低。

二十四診：紅疹減少，8 天只推注了一次參附注射液，繼續守方。

二十五診：患者上半身出汗正常。近半個月只發作了一次，推注了兩次參附注射液，所謂的心絞痛只發作了一次，手臂上的紅疹基本消失。托透之力再加重，桂枝再加 60 克，細辛加到 30 克。

二十六診：患者已堅持服藥、艾灸半年。半個月沒去推注過參附注射液。奔豚氣內竄之感基本上沒有出現過。

二十八診：紅疹基本上消退，下肢僅微涼、微麻，一個月未推注參附注射液，無心絞痛發作。大便轉成形，一天 2~3 次。

三十診：患者稍有發涼之感，艾灸即可緩解。再服 7 劑藥，這段時間是間斷地吃藥。

三十一診：10 月份，氣溫開始下降，患者自覺下肢稍

有冷痛不適,但心絞痛再沒犯過。自言與 2014 年同期相比,各種症狀之發作程度減輕了約七成。

三十九診:時值驚蟄節氣交替之時,患者再次稍有發寒顫,觸診膻中、關元已溫,唯餘中脘略冰。遂將附子用到 200 克,細辛再加大,透寒外出。

此後,患者自覺藥對其症,隔段時間再來複診,每三五天服 1 劑。

2018 年 5 月,筆者回訪患者,建議 8 月入伏以後做三伏灸,再將病徹底根除。此患者曾患有嚴重的奔豚氣證,已經喪失勞動力,但透過兩年多的治療和調理,如今已經完全勝任全日工作了。這說明溫氏奔豚湯對治療沉寒痼冷,對陽氣與腎中的元陽挾寒飲上奔的治療作用顯著。

溫氏奔豚湯方妙用甚廣,不及備述。臨證加減變通,擴大應用範圍,對一切沉寒痼冷、疑難痼疾、急危重症確有覆杯而癒、起死回生之效。

培元固本法

一、培元固本法的原理

李可老中醫救命八法中的最後一法為培元固本法。

培元固本法是臨床中用來治療一些慢性疾病、虛損性疾病，以及急危重症康復階段的重要方法。

常言道：「病頭好治收尾難。」一個病的危險期都度過了，最後收尾的時候，最難處方。而有了培元固本法以後，我們便擁有了一件非常好的武器。

李老視腎為先天之本，認為久病必損於腎，損了腎，生命的根基就會發生動搖。

「萬病不治，求之於腎」「本固則枝榮」，患者的元氣足了，根本固了，氣血就旺盛了，臟腑就安和了，這便是培元固本法的本意。培元固本法能治療諸虛百損，諸類虛損性的疾病、狀態都可以用之來調理。

朱丹溪說：「氣陽血陰，人身之神，陰平陽秘，我體長春。」《血證論》中說：「人之一身，不外陰陽，陰陽二字即是水火，水火二字即是氣血。」所謂陰陽失調，其實質就是氣血失調。

氣血是一切臟器功能活動的物質基礎，因此臟腑的病變必定先有氣血的失調，臟腑的虛損亦必先由氣血失養所致。《黃帝內經》中有「人之所有者，血與氣耳」「血氣未並，五臟安定」（《素問·調經論》），「氣血正平，長有天命」（《素問·至真要大論》），「是以聖人陳陰陽，筋脈和同，骨髓堅固，氣血皆從，如是則內外調和，邪不能害，耳目聰明，氣立如故」（《素問·生氣通天論》）等論述，說明氣血的充盈、平衡、調和是人體健康與長壽的主要因素。

後世醫家對此有很多論述，如張子和在《儒門事親》中指出人體以「氣血流通為貴」。

朱丹溪在《格致餘論》中說：「氣為陽宜降，血為陰宜升，一升一降，無有偏勝，是謂平人」「氣血和，一疾不生。」

《壽世保元》中也提出：「人生之初，具此陰陽，則亦具此血氣，所以得全生命者，氣與血也。血氣者，乃人身之根本。」

《景岳全書》中說得更為精當：「凡為七竅之靈，為四肢之用，為筋骨之和柔，為肌肉之豐盛，以及滋臟腑、安神魂、潤顏色、充營衛，津液得以通行，二陰得以調暢，凡形質所生，無非血之用也。」均說明氣血對人體長壽至關重要，為應用益氣化瘀延緩衰老提供了理論根據。

二、培元固本散的組成與功效

人胎盤、鹿茸片、紅參、五靈脂、三七和琥珀。李可老

中醫在20世紀60年代末便開始試用此方。最開始是用人參、鹿茸、胎盤治療大病之後的久損不復，有效。「唯有的病人用了以後覺得有窒悶感」，即飲食不化，心胸窒悶。

李老分析原因，「蓋虛必夾瘀，虛甚反不受補，蠻補反而會導致氣機的阻滯，氣機滯塞，欲速則不達」。因此，他在其中又加了三七，令補中有通、有化。若是虛證，用此藥後可以平穩收功。

到了20世紀70年代中期，李老拜讀了岳美中老先生關於治療一些老年病的方論，岳老用人參、三七、琥珀末為方。李老感嘆大受啟迪，最終形成了培元固本散的基礎方。再經30餘年的反覆實驗，隨症加味，用於治療一切久損不復的虛證、先天不足、衰老退化、免疫缺陷及虛中夾瘀、夾痰、夾積等證，都取得了相當的療效。

人胎盤：

古名紫河車，是古方補天丸、大造丸的主藥。本品為「血肉有情之品」，有一般草木藥難以達到的補益功效，是中醫學最早使用的臟器療法之一。

本品味甘鹹，略有腥氣，性溫，歸心、肺、脾經。從療效推斷，尤能入腎而大補先天，應烘烤至深黃色，則有香氣，亦易於消化、吸收（胎盤附著之臍帶，古名「坎氣」，對腎虛喘咳有殊效，民間用於晚期宮頸癌及各型白血病，療效亦好。）功能溫腎補精，益氣養血，用於虛勞羸瘦，骨蒸盜汗，氣短喘嗽，食少，陽痿遺精，不孕少乳等諸虛百損，有再造人體免疫力之功。

近代大量科學實驗證實本品含有丙種胎盤球蛋白、干擾素、多糖、多種氨基酸、卵巢激素、黃體激素等，有增強人體免疫力、促進生長發育、抗感染、抗過敏、抗癌、升高白細胞的作用，對再生障礙性貧血、白細胞減少症、女性生殖系統發育不良等症均有較好療效。

鹿茸：

味甘、鹹，性溫而柔潤，入肝、腎經。功能補腎氣，強督脈，生精髓，強筋骨，調衝任，止崩帶，托瘡毒。主治一切虛寒證。適用於精血衰少，陽痿遺精，精冷無子，畏寒肢冷，羸瘦神倦，宮冷不孕，崩漏帶下，小兒發育不良，骨軟行遲；老人衰老退化，耳聾目暗，健忘眩暈，筋骨痿軟，骨質增生，「久服固齒，令人不老」(《東醫寶鑒》)。

現代藥理研究證實，「本品含 25 種氨基酸，具有促進生長，刺激血細胞、蛋白質和核酸合成，增強機體免疫系統功能，增強非特異性免疫作用，還有增強性腺功能和生精效用。鹿茸精有明顯強心作用，口服可使血壓上升，心臟搏動有力。對再生障礙性貧血、血小板減少、白細胞減少等血液病有治療作用」(王輝武《中醫百家藥論薈萃》)。

本品藥源豐富，普通混片即有治療作用，且價廉易得。正頭、茸尖，高效價昂，普通人群難以負擔。中段實惠，功效滿意。下段及底座多骨化，但價更廉，多用亦有效。

紅參：

味甘微苦，性微溫，入脾、肺經。功能大補元氣，補脾益肺，生津止渴，安神益智。久病虛羸不思食，用之有殊功。

肺腎兩虛之喘，小量打碎，細嚼慢嚥，立刻生效。吐血崩漏，氣虛暴脫，一味獨參 30 克，煎濃汁可立挽危亡，故為補虛扶正救脫要藥。

紅參與五靈脂等份末服，益氣化瘀，可治肝脾腫大，消除心絞痛，並能促進胃潰瘍癒合。糖尿病之三多重症，白虎加人參湯極效。虛熱甚者，用西洋參。久病氣血耗傷過甚而虛化者，仍用紅參。

現代藥理研究證實：「本品為抗衰延壽佳品。具有適應原樣作用，能顯著增強機體對多種物理的、化學的、生物學的及精神性傷害性刺激的抵抗力，能抗休克，抗衰老，抗嚴寒酷暑、缺氧、放射性物質、四氯化碳等有害刺激對人體的影響。還具有抗疲勞、抗癌、抗炎，調節神經系統功能，調節心血管、物質代謝、內分泌系統，促性腺功能，興奮造血系統，提高人體免疫力，保護肝臟等功能。還具有祛痰、強心、抗過敏、抗利尿，降低血糖，改善腸胃消化吸收功能，增進食慾，以及促進蛋白質合成，降低血清膽固醇，提高大腦分析能力等作用。

大量的臨床研究證實，以人參為主的製劑，治療多種惡性腫瘤、急性呼吸功能不全、重型肝炎及激素所致的不良反應、哮喘，危重症的急救、性功能障礙、高血壓、動脈硬化症、神經衰弱、糖尿病、肝炎、貧血、胃潰瘍等症確有良效。」(王輝武《中醫百家藥論薈萃》)

三七：

味甘、微苦，性溫，入肝、胃經。功能止血化瘀，通絡

定痛。治吐衄，便血，崩漏，胸腹刺痛，跌仆腫痛。外傷出血，製粉塗之立止。血證用之，止血而不留瘀，推陳致新，妙用無窮。

「以單味三七治重症肝炎、高血脂症、冠心病、上消化道出血、顱腦外傷和眼前房出血、前列腺肥大症，複方治多種結石皆獲良效。藥理研究表明，三七有增加冠脈流量、降低心肌耗氧量、促進冠脈梗塞區側支循環的形成、增加心排血量、抗心律失常等功用；並有抗炎、鎮痛、鎮靜作用及抗衰老、抗腫瘤作用。」(《中華臨床中藥學》)。

琥珀：

主要作用有三：鎮驚安神，可止小兒高熱驚癇，失眠心悸，心律失常；利水通淋，治砂石淋、血淋、癃閉；活血化瘀，古代用治婦科痛經、經閉、月經不調、產後血瘀腹痛。與三七、人參、五靈脂合用，對心血瘀阻，胸痹胸痛有奇效。本品尚能明目退翳，內服對老年白內障有確效，其化腐生肌之作用可治胃潰瘍。

上述各點，有歷代醫家千年以上的經驗結晶，有現代大量科學實驗、臨床應用的成果，李老結合個人30餘年反覆驗證的體會，組成培元固本散後，更發揮了諸藥的綜合效用。

三、培元固本散服用方法

本方應採取小量緩補，每服1～1.5克，日2～3次，一週後漸加至每服3克，日2次，於飯前服為好。切忌貪圖速

效而用大量。

最早出現的效驗為增進食慾，促進消化吸收，從而增強整體功能，使各種症狀逐日減輕，符合中醫學「脾胃為後大之本，萬物生化之母；補中土以溉四旁，健後天以助先天」之理。可健脾養胃、補氣生血、補肺定喘、養心安神、添精益髓、強筋壯骨，而使先天腎氣旺盛，從而有改善體質、重建人體免疫力、促進生長發育、健腦益智、延緩衰老、卻病延年之效。本方補中有通，活血化瘀，流通氣血，有推陳致新之功。可修復重要臟器的病理損傷，促進腦細胞、肝細胞新陳代謝及再生。

腎為先天之本，久病必損及於腎，則生命根基動搖。萬病不治，求之於腎，本固則枝榮，此即本方「培元固本」之義。

四、培元固本散應用要點

（一）小兒發育不良

骨軟行遲，齒遲，食少便溏，消瘦潮熱，尻臀無肉，肚大筋青，毛髮枯焦，面色萎黃或蒼白，已成小兒疳證者，先以補中益氣湯加生龍牡、烏梅、山萸肉、焦三仙，服至潮熱退淨，能食易飢時服增損培元固本散1料可癒。

方如下：

全胎盤（含臍帶）1具、鹿茸混片、蛋殼粉、雞內金、

紅參、三七、炒二芽。製粉，每服1克，3次/日，少許紅白糖水調服。

李老應用此法治癒小兒疳積重症200餘例，輕症千餘例。並治癒小兒大腦發育不全1例。

患兒，女，2歲，以日夜抽搐不停、痴呆、流涎為主症，方如下：

全胎盤、黃毛茸正頭、蛋殼粉、羚羊角尖、全蠍尾、蜈蚣、熊膽、朱砂、麝香、琥珀各5克，此方服1週，抽搐停止，去羚羊角、熊膽、朱砂、麝香，加三七、白人參，服半年，諸症均癒，9歲上學，智力中等偏下，李老後追訪至結婚生育，餘無異常。

腦為髓海，補腎即是健腦，本方有添精益髓之功，對各類腦系疾患、老年性退化性腦萎縮導致之痴呆，服藥百日以上即可見明顯改善。

（二）肺系諸疾

1. 咳喘痼疾，久治不癒，以致發展為肺心病之各階段。

凡外寒內飲，喉間有痰鳴音，咳喘不止，加味小青龍湯先治其標：

麻黃、桂枝、赤芍、炙甘草各10克，生半夏30克，乾薑、五味子、細辛、白芥子（炒研）各10克，炙紫菀、炙冬花各12克，帶殼白果20克（打），鮮生薑10大片，大棗10枚。咳甚，肺氣不降，加炙枇杷葉30克、鵝不食草10克。虛化，由肺及腎，腎不納氣，加紅參10克（打小塊先吞），

腎四味各 10～30 克；熱化，加生石膏 30 克；太陽少陰同病，脈沉舌淡白滑，加附子 30 克。

上方，不論男婦小兒，劑量均相同，小兒、體弱患者，採取每劑藥小量多次頻投法，得效止後服。

2. **肺心病心衰，腎不納氣，亡陽之端倪已見，速投破格救心湯，予以搶救**（詳見破格救心法）。

3. **肺間質纖維化，其標在肺，其本在腎，虛實夾雜，痰瘀互結，當從腎論治**（詳見扶正托透法）。

凡胸痛聲啞，痰聲如拽鋸，咳喘不能步，動則更甚，面色萎黃或青紫，四肢厥冷，脈象沉細遲或數大無倫，甚或 1 分鐘 120～240 次。用下方：

瓜蔞 30 克，薤白 15 克，丹參 30 克，檀降香各 10 克，沉香 2 克（**沖**），砂仁 10 克，生半夏、茯苓、附子、炙枇杷葉各 30 克，炙甘草 60 克，淨萸肉 120 克，鵝不食草 10 克，高麗參（**另燉**）、五靈脂各 10 克，白酒 100 毫升，鮮生薑 30 克，薑汁 10 毫升（**兌入**）

凡見臍下有冷氣上攻，氣不能續，喘呼悶塞欲死，此為陽衰，衝脈不能下守，腎氣夾衝氣上奔，寒水上凌心肺，改投溫氏奔豚湯：

附子 100 克，炙甘草 60 克，油桂 10 克，沉香 2 克，砂仁 10 克，生山藥、茯苓各 30 克，澤瀉、懷牛膝各 15 克，煅紫石英 30 克，高麗參 10～30 克，生龍牡、活磁石各 30 克。呼吸衰竭，24 小時依賴吸氧者，加麝香 0.3 克，經旬即可緩解。

凡見腰困如折，小便餘瀝，加腎四味。

凡食少便溏，消瘦乏力，為土不生金，以補中益氣湯重用生黃耆60～120克，高麗參10克，五靈脂10克，桂枝尖10克，生麥芽10克。桂枝尖、生麥芽與生黃耆合用，可補肝氣以實脾，令木能疏土而使脾氣健旺而肺之生化有源，可使各種臨床症狀基本好轉或消失。

以上各症，經上法調理45日左右，接服加味培元固本散，補腎氣以強五臟：

全胎盤1具，坎氣（臍帶）100克，茸片（中上段）、高麗參、五靈脂各50克，三七、血琥珀、冬蟲夏草、川尖貝、真沉香各30克，人工靈芝孢子粉100克，蛤蚧6對。

上藥共研細粉，第1階段：日服3次，每次1.5克，熱黃酒或溫開水調服，用藥30天食納大增，可使體質增強，不再罹患感冒。

第2階段：日服2次，每次3克，用藥70天，可獲臨床治癒。肺間質纖維化患者，可以不喘不咳。且不必吸氧，使體質增強，提高生存品質。

有條件者本方可長服1年以上，以期逆轉實質病變。遵春夏養陽之理，可於每年夏至節起至末伏終了，服藥2個月左右，連續3年，除肺間質纖維化外，李老經治其他症300例以上，追訪5年以上，療效鞏固。

部分患者不僅治癒了咳喘痼疾，而且白髮變黑，牙齒不再脫落，已浮動的亦漸漸穩固，面部皺紋消失，性功能恢復，抗衰老作用明顯。

方中靈芝，野生者價昂不易得。20世紀70年代後，國內人工培植成功，藥源豐富，療效卓著。現代藥理研究及大量臨床實驗證實，本品強心利尿，對各類心臟疾患導致之心律失常、早搏、房室顫動有確效，並能促進氣管黏膜上皮修復（李老由此想到對逆轉肺間質纖維化亦有效）。

對一切以咳喘為主之疾患（過敏性、心源性）皆有卓效。靈芝孢子粉用於抗癌亦有顯效。並具有增強消化吸收功能、保護肝臟、升高白細胞等多種祛病強身功效。

4. 對各型肺結核，以補土生金法（補中益氣湯中生黃耆用60克，加龍牡粉、山萸肉、烏梅，切忌用清熱養陰退蒸諸法，若損傷脾胃之陽，必致便溏食少，肺之化源先絕，為害甚烈）。

治療半月，潮熱退淨後服下方，可使浸潤型於40日左右鈣化，空洞型60日癒合，體質改變，終身不犯。

基礎方重用胎盤2具，坎氣100克，加龜鹿二膠、冬蟲夏草各50克，蛤蚧6對，咯血者加白及、川貝、煅龍牡各50克，上藥製10克蜜丸以增強潤肺功效，日服3次，每次1丸。

（三）風濕性心臟病、心肌及瓣膜受損

服下方：全胎盤2具，三七、紅參、五靈脂、靈芝孢子粉、琥珀、炮甲珠、鹿茸片各100克，藏紅花、清全蠍各30克，大蜈蚣100條，喘加冬蟲夏草、蛤蚧、沉香粉，心衰明顯，水腫重者，先服破格救心湯合真武湯、五苓散半月，每

剂加生黃耆 60 克，服法同肺心病，每日另加生黃耆 60 克，煎濃汁送服散劑。

黃耆益氣運血，化腐生肌，可促進心肌細胞新陳代謝及再生，對先天性心臟病、瓣膜缺損亦有效。服藥百日，可使主要自覺症狀消失，恢復勞動工作能力。長服本方，有望根治。

（四）各期冠心病

服下方：大三七、紅參、五靈脂、血琥珀、靈芝孢子粉各 100 克，全胎盤 2 具，茸片、炮甲珠、血竭、生水蛭、藏紅花、清全蠍各 50 克，蜈蚣 100 條。

服法同風心病，服藥半月，可使心絞痛不再發，服藥百日可基本康復。治冠心病百例以上均癒。

一例心肌下壁梗塞患者，用上藥加粉葛根 100 克、蛤蚧 5 對、冬蟲夏草 50 克，百日後心電圖複查無異常，3 次 CT 複查病灶了無痕跡，值得深入研究。

（五）腦梗塞後遺症服下方

三七、血琥珀、紅參、五靈脂、土鱉蟲、水蛭、清全蠍、大蜈蚣、血竭，共為末，以黃耆 60 克，煎濃汁送服，每服 3 克，2 次 / 日，弛緩性癱瘓加服製馬錢子粉，每於睡前溫開水送下 0.6 克，服藥 7 日，停 3 日，以防蓄積中毒。氣虛甚者服補陽還五湯 10 劑。

合併高血壓、高血脂者，加川貝、何首烏、生山楂肉、羚羊角尖、天麻、僵蠶。

（六）肝硬化

予真武湯加紅參、五靈脂、麻黃各 10 克，大黃䗪蟲丸 2 丸（包煎）以溫通之。一服得汗，小便日夜 2000 毫升以上，下淤泥樣黑便，日二行，稍見氣怯。

李老在原方基礎上去麻黃，又服 10 劑，腹水消盡。後予培元固本方加土鱉蟲、生水蛭、清全蠍、大蜈蚣 100 克，服完痊癒。追訪至患者 80 歲高齡，甚健壯。李老用此法經治重症肝硬化，有案可查者 17 例，均癒。

（七）胃潰瘍

服下方，經治百例以上均癒：魚鰾（蛤粉炒成珠，去蛤粉）、大貝、烏賊粉、煅牡蠣、人工靈芝、三七、琥珀、鳳凰衣、紅參、五靈脂。

一般服藥 40 日可根治大部。腎虛者加茸片，消化遲滯者加雞內金，慢性出血者加血竭，痛甚者加醋延胡索。

（八）子宮肌瘤、卵巢囊腫

二症共經治 70 餘例，均於兩個月內治癒，其中瘤體最大者 15 公分。

方如下：大三七、血琥珀、紅參、五靈脂、土鱉蟲、生水蛭、清全蠍、大蜈蚣、川尖貝、牡丹皮、桃仁、桂枝、茯苓。

上藥以夏枯草、漂海藻、甘草各 500 克，熬膏，加煉蜜為丸 15 克，日服 3 次，每次 1 丸，腎虛畏寒著者，加油桂。

（九）老年性白內障

服下方：茸片、胎盤、三七、琥珀、川貝、夜明砂、沙苑子、烏賊骨粉、紅參、五靈脂、珍珠粉，上藥以夏枯草、漂海藻、甘草各 500 克熬膏，煉蜜為丸 10 克，日服 3 次，每次 1 丸。

其中之琥珀、烏賊骨、珍珠、夜明砂最善退翳明目；川貝、夏枯草、海藻、甘草，可軟堅散結、清肝明目。老年腎虛，以茸片、胎盤、沙苑子峻補先天，李老經治 10 餘例，重者均於兩個月左右視力恢復。輕症服平補肝腎明目退翳湯（見前目疾醫案）半個月左右即癒。

【拓展運用】

此外，培元固本散對各種老年性退化性疾患，各種骨質增生症、前列腺肥大症、慢性出血性疾病、再生障礙性貧血、血小板減少性紫癜、白細胞減少症、特種原因導致之肌萎縮、男女不孕症等由整體虛衰，免疫力低下導致之一切衰老退化性病變等皆有卓效。

由此可見，培元固本散在臨床上的運用是相當廣泛的。望我輩繼承李老的學術思想和臨床經驗，在臨床中廣泛地去運用。只要是虛損性的疾病，都可以考慮使用培元固本法。

李可老中醫救命八法

編　　著	陳長青
策劃編輯	宋　偉
責任編輯	楊興華

發 行 人	蔡森明
出 版 者	大展出版社有限公司
社　　址	台北市北投區（石牌）致遠一路 2 段 12 巷 1 號
電　　話	(02)28236031・28236033・28233123
傳　　真	(02)28272069
郵政劃撥	01669551
網　　址	www.dah-jaan.com.tw
電子郵件	service@dah-jaan.com.tw
登 記 證	局版臺業字第 2171 號

承 印 者	傳興印刷有限公司
裝　　訂	佳昇興業有限公司
排 版 者	ERIC 視覺設計
授 權 者	山西科學技術出版社
初版 1 刷	2025 年 6 月

定　　價	280 元

國家圖書館出版品預行編目 (CIP) 資料

李可老中醫救命八法 / 陳長青編著
——初版——臺北市，大展出版社有限公司，2025.06
　　面；21 公分——（中醫保健站；117）
ISBN 978-986-346-516-4（平裝）

1.CST: 中醫治療學　　2.CST: 臨床醫學

413.2　　　　　　　　　　　　　　114005915

版權所有，不得轉載、複製、翻印，違者必究，
本書若有裝訂錯誤、破損，請寄回本公司更換。